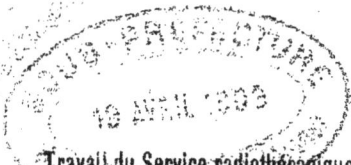

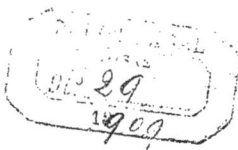

Travail du Service radiothérapique de M. le Docteur DANLOS à l'Hôpital Saint-Louis

Traitement par les Rayons X

DE LA

Tuberculose Cutanée Végétante

PAR

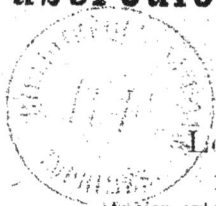

Le Docteur E. PESTEL

De la Faculté de Médecine de Paris
Ancien externe des Hôpitaux et de l'Hôpital Saint-Louis
Médaille de Bronze de l'Assistance Publique

Préface de M. le Docteur DANLOS

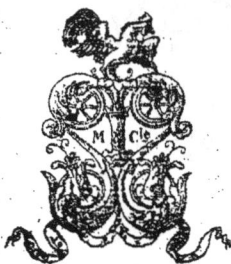

SOISSONS

IMPRIMERIE CENTRALE (MACHEREZ & Cie)

4, RUE GAMBETTA, 4

1908

Traitement par les Rayons X

DE LA

Tuberculose Cutanée Végétante

PAR

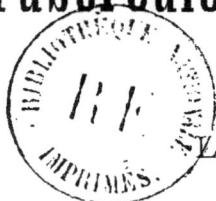

Le Docteur E. PESTEL

De la Faculté de Médecine de Paris
Ancien externe des Hôpitaux et de l'Hôpital Saint-Louis
Médaille de Bronze de l'Assistance Publique

Préface de M. le Docteur DANLOS

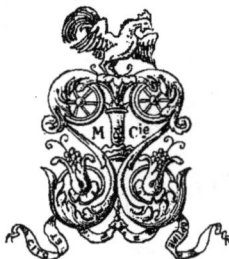

SOISSONS

IMPRIMERIE CENTRALE (MACHEREZ & Cie)

4, RUE GAMBETTA, 4

—

1908

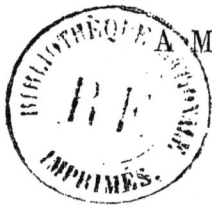

A MES PARENTS

A MES AMIS

A MES MAITRES DANS LES HOPITAUX

M. le Professeur BERGER
Professeur de clinique chirurgicale à la Faculté de Médecine de Paris
Chirurgien de l'Hôpital Necker
Officier de la Légion d'Honneur

M. le Professeur agrégé BROCA
Chirurgien de l'Hôpital des Enfants Malades

M. le Professeur agrégé JEANSELME
Médecin de l'Hôpital Broca

M. le Professeur agrégé TUFFIER
Chirurgien de l'Hôpital Beaujon

M. le Docteur DANLOS
Médecin de l'Hôpital Saint-Louis

M. le Docteur HIRTZ
Médecin de l'Hôpital Necker

M. le Docteur HUDELO
Médecin de l'Hôpital Tenon

M. le Docteur LANDRIEUX
Médecin de l'Hôpital Lariboisière

M. le Docteur BOISSARD
Médecin de la Maternité de l'Hôpital Tenon

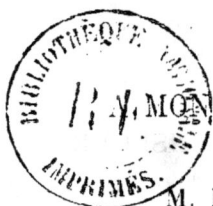

A MON PRÉSIDENT DE THÈSE

M. le Professeur GARIEL

Professeur de Physique médicale à la Faculté de Médecine de Paris
Membre de l'Académie de Médecine
Commandeur de la Légion d'Honneur

PRÉFACE

Externe depuis trois ans dans mon service, et depuis trois ans spécialisé dans l'étude de la radiothérapie, M. Pestel était parfaitement qualifié pour écrire ce travail. Les centaines de malades qui ont passé par ses mains lui ont permis de se faire au sujet de cette méthode thérapeutique une opinion personnelle basée sur des faits. Armé de ses observations, il aurait eu les éléments d'un mémoire très général; mais, forcé de se restreindre aux dimensions réduites d'une thèse, il s'est limité à l'étude d'une des dermatoses dans lesquelles la radiothérapie donne les succès les plus incontestables, la tuberculose végétante.

Sans doute, avant les rayons X, nous n'étions pas désarmés contre cette affection. L'ignipuncture et surtout le grattage associé aux caustiques en avaient généralement raison. J'ajoute même à titre personnel, qu'aujourd'hui encore dans les lésions très étendues et quand il faut aller vite, la méthode du raclage, suivie immédiatement d'une cautérisation chimique énergique, conserve mes préférences; mais cette méthode est douloureuse, oblige à l'emploi du chloroforme, à la suspension du travail, à des pansements répétés, et aboutit enfin quelquefois à des cicatrices chéloïdiennes.

Avec la radiothérapie bien faite on n'a aucun de ces

inconvénients, pas d'anesthésie, pas de douleurs, pas de plaies, pas de pansements, pas d'interruption d'occupations, minimum de dégâts et finalement, en général, de belles cicatrices.

En présence de ces avantages constatés sur les nombreux malades de mon service ou de ma policlinique, nous sommes en droit d'affirmer que, dans l'état actuel de la science, la radiothérapie constitue pour le traitement de la tuberculose végétante la méthode de choix. On pourra discuter sur les détails du traitement, le nombre des séances, la durée de leurs intervalles, l'intensité nécessaire, la qualité des rayons à mettre en usage ; mais ces réserves faites, le principe me semble au-dessus de toute contestation. Sur ce point comme sur beaucoup d'autres, la radiothérapie n'a pas failli à ses promesses ; et pour nous, dermatologistes, en dépit de quelques détracteurs mal informés, elle reste et restera une des acquisitions les plus précieuses de la thérapeutique contemporaine.

H. DANLOS.

INTRODUCTION

La radiothérapie, depuis la découverte des moyens de mesures, a pris dans la thérapeutique dermatologique une place prépondérante par les résultats que l'on peut en obtenir. Et sans vouloir faire des rayons X un traitement à l'exclusion de tout autre, il faut leur reconnaître une action curative tout à fait remarquable pour certaines affections et, en particulier, sur les formes végétantes de la tuberculose cutanée.

Ce fait fut remarqué dès le début de la rœntgenthérapie, et si les succès publiés sont différents suivant les méthodes employées, une modification nette des lésions irradiées en est cependant la conclusion générale.

A l'hôpital Saint-Louis, où nous avons été chargé pendant trois années consécutives du laboratoire de radiothérapie annexé au service de notre maître M. le Dr Danlos, nous avons traité plusieurs cas de tuberculose cutanée verruqueuse ou papillomateuse avec les rayons X.

Nous publions, dans ce travail, la méthode que nous avons suivie pour appliquer ce traitement radiothérapique, et qui nous a donné des résultats constants dans tous les cas.

Nous résumerons d'abord les différentes méthodes de

traitement radiothérapique suivies jusqu'à ce jour. Après avoir fait la description des installations mises à notre disposition, nous exposerons notre technique personnelle, basée sur une étude théorique de l'intensité du rayonnement faite par notre maître M. le Dr Danlos. Puis nous publierons les observations que nous avons recueillies durant notre séjour dans son service ; et des résultats obtenus, comparaison faite avec ceux des autres traitements, nous déduirons les conclusions.

En terminant, que notre maître M. le Dr Danlos veuille bien accepter l'hommage de notre reconnaissance pour l'initiative qu'il a bien voulu nous laisser dans ce laboratoire ; c'est secondé de ses connaissances hautement scientifiques, et toujours guidé par son enseignement précieux, que nous avons pu y étudier la radiothérapie.

Nous remercions tout particulièrement M. le Dr Gastou, chef du laboratoire de radiologie de l'hôpital Saint-Louis, pour l'accueil si bienveillant qu'il nous a fait dans son laboratoire où nous avons pu maintes fois travailler à ses côtés ; il nous a toujours prodigué ses conseils compétents, et nous n'oublierons pas les marques d'amitié qu'il a bien voulu nous témoigner.

Nous avons été très touché de l'extrême bienveillance avec laquelle nous a accueilli M. le professeur Gariel ; il nous a fait l'honneur d'accepter la présidence de notre thèse, et de nous communiquer une note et un graphique pour ce travail. Nous le prions de recevoir, avec nos hommages respectueux, l'expression de nos sentiments reconnaissants.

CHAPITRE PREMIER

Traitement radiothérapique antérieur de la Tuberculose cutanée végétante (histoire et évolution).

DÉFINITION. — Nous entendons sous le nom de *tuberculose cutanée végétante toute forme de tuberculose cutanée qui entraîne une végétation papillaire de l'épiderme, que cette végétation soit accompagnée ou non d'ulcérations.*

Dès les premières applications thérapeutiques des rayons de Rœntgen, on retrouve des cas de cette affection traités, en général, suivant les méthodes préconisées pour le lupus vulgaire.

Nous indiquerons les techniques données avec observations de tuberculose végétante, et nous reproduirons d'après l'ordre chronologique les quelques observations que nous avons pu retrouver parmi les différentes publications en les classant suivant deux périodes : la *première* est une *période empirique*, la *deuxième* comprend deux phases : la *période de mesure qualitative* et enfin la *période de mesure quantitative* qui fait sortir la radiothérapie de l'empirisme, et en fait une méthode scientifique sans qu'on puisse dire encore à l'époque actuelle qu'elle soit une méthode absolument précise.

Première période.

En 1889, THURNWALD présente « un jeune homme de 19 ans, dont la maladie a commencé en 1893 dans les fosses nasales et sur les parties externes du nez.

Au commencement de janvier 1899, l'état du malade était le suivant : tuméfaction du nez, lèvres très épaissies, foyers saillants sur les côtés des commissures buccales, lèvre supérieure déchiquetée, paupières de l'œil gauche épaissies.

Fin janvier, on soumit le visage du malade pendant quatre semaines, chaque jour quinze minutes, aux rayons Rœngten ; puis interruption jusqu'au 15 mars par suite du développement d'une dermite ; du 15 mars au 20 avril, emploi des rayons Rœntgen tous les deux jours pendant dix minutes. Pause jusqu'au 30 avril en raison du développement d'une dermite ; du 1er mai au 29 juin, nouveau traitement par les rayons Rœntgen, dix minutes tous les deux jours.

Amélioration frappante ; le nez et la lèvre supérieure ne sont plus tuméfiés, la partie rouge des lèvres est sans rhagades ; la cicatrice, qui était devenue lupique sous le menton, est de nouveau lisse et nette, diminution très marquée des gros foyers des commissures buccales, les bords de toute la partie du visage envahie sont encore légèrement saillants et rouges.

On cesse tout traitement jusqu'au 25 septembre ; à partir de ce moment jusqu'au 25 octobre, le malade fut tous les deux jours rœntgénisé pendant six à dix minutes ; de nouveau, une nouvelle pause fut nécessaire à cause d'une légère dermite.

Actuellement, tous les foyers sont guéris, sauf ceux des commissures buccales, les bords de la peau malade sont encore légèrement saillants et modérément rouges, d'ailleurs le centre est lisse, non tuméfié et pâle.

(*Wiener Aerzte Gesellschaft, séance du 10 novembre 1899.*)

La même année, HIMMEL publie quatre cas de lupus végétant traités par des séances prolongées sans plus de détails.

En 1900, HALL EDWARDS obtient des cicatrices saines dans deux cas de lupus tuberculeux végétants, après formation d'eschares et ulcérations fort longues à guérir.

En mai 1901, SCHIFF et FREUND (*Kongress der Deutschen dermatologischen gesellschaft*) présentent des lupiques avec lésions hypertrophiques qui ont toutes disparu.

Ils conseillent l'emploi de leur technique : Séances nombreuses peu prolongées, et pour éviter les réactions intenses, les tubes durs de préférence aux tubes mous, « bien que l'action de ces derniers soit plus rapide et plus efficace ».

Nous pouvons donc dire que cette période est celle des irradiations nombreuses, répétées à des intervalles de un ou deux jours jusqu'à apparition d'une radiodermite le plus souvent longue à guérir.

Deuxième période.

Les indications sont plus précises grâce à la découverte du radiochronomètre de Benoist, à l'emploi du spintermètre de Béclère ; puis l'apparition du chromoradiomètre d'Holznecht permet de faire le dosage des

rayons X ; et peu de temps après, un certain nombre de
procédés de mesures qualitative et quantitative, plus ou
moins précis, donnent aux auteurs la facilité de faire une
description complète de leur technique qui peut être
ainsi appliquée par tout autre opérateur.

En 1902, GASTOU, VIEIRA et NICOLAU présentent à la
Société française de dermatologie et de syphiligraphie
une tuberculose de la peau, de l'index et du dos de la
main gauche soignée par les rayons X.

« P..., 45 ans, ménagère. Début de la maladie à l'âge
de 20 ans, par un petit nodule occupant la peau de la face
dorsale de la première phalange de l'index. Depuis quinze
ans, elle a été traitée à plusieurs reprises par différents
procédés ; pointes de feu (ou galvano-cautère), curetage,
etc. L'amélioration, toujours de courte durée, était
suivie de récidive à brève échéance. Petit à petit, le
placard s'est étendu, gagnant du côté de la main.

Au moment où nous avons institué le traitement par
les rayons X, on constatait une infiltration diffuse, dans
l'épaisseur de laquelle se détachaient de nombreux tubercules, infiltration qui occupait la peau et le tissu sous-
cutané de la face dorsale de l'index et de la face dorsale
de la main, comprise entre le premier et le troisième
espace interosseux. En haut, elle s'étend jusqu'au voisi-
nage de la région carpienne.

Le traitement est commencé le 22 mai, mais il n'a pas
été suivi régulièrement. Il a subi trois interruptions :
deux fois pendant deux semaines, et une fois pendant un
mois. Ordinairement le traitement a été appliqué tous
les deux jours, dans les conditions suivantes : exposition
de la région malade (les parties voisines étant protégées
par une lame de plomb) pendant quinze minutes, à 10 cent.

de distance de l'ampoule. La force de pénétration correspondait à la sixième division du radiochromomètre de Benoist. La longueur de l'étincelle était de 15 centimètres. L'intensité du courant a varié entre 25-35 volts, sous un régime de 4 à 5 ampères.

Après une série de dix séances, on commence à observer une amélioration : l'infiltration est moindre; les tubercules sont moins nettement dessinés, et par-ci, par-là, commencent à apparaître dans l'épaisseur de la peau des îlots et des bandes d'un tissu d'aspect blanchâtre qui est du tissu de sclérose. On continue le traitement dans les mêmes conditions. L'infiltration et les tubercules disparaissent de plus en plus, à mesure que le tissu de sclérose progresse.

Jusqu'à présent la malade a eu en tout 35 applications de rayons X. L'état de la région traitée est le suivant : il n'y a pas de cicatrice déprimée, mais par sa couleur gris blanchâtre, elle tranche nettement sur l'aspect des régions voisines.

Au toucher, le tissu, qui s'est substitué à l'infiltration tuberculeuse, est de consistance dure, scléreuse ; au niveau de l'index, il gêne les mouvements de flexion des phalanges, mais il n'existe pas une ankylose véritable.

Sur le dos de la main on observe encore quelques tubercules (4-5) dans la profondeur de la peau. Par conséquent la malade n'est pas encore complètement guérie, mais elle est très améliorée. Nous allons continuer le traitement, et vu le résultat obtenu jusqu'à présent, nous pouvons augurer une prochaine guérison.

En résumé, ce résultat fut obtenu par l'application des rayons X avec une ampoule à osmo-régulateur placée à 10 centimètres de la partie malade isolée des régions

saines par une lame de plomb pendant une durée de dix
à quinze minutes tous les deux jours, avec un régime de
5 à 6 ampères sous 11 à 30 volts; le degré radiochromométrique étant de 5 à 6, l'étincelle équivalente de 15 centimètres, et les auteurs concluent que si ces applications n'ont pas donné un meilleur résultat, cela tient très
probablement à la nécessité de modifier la qualité, la
quantité, la distance de l'ampoule à la partie malade,
la durée et la fréquence des séances.

ULLMANN 1903 (*Wiener dermatologische gesellschaft*,
27 mai) présente un malade, de son métier aide d'anatomie,
qui lui fut envoyé à cause de tuberculides verruqueuses
en plaques, se développant symétriquement sur la face
dorsale de ses deux mains. Il s'était inoculé par l'intermé-
diaire d'un cadavre.

Ces lésions furent soignées par lui par les rayons X,
et les résultats obtenus sont, dit-il, des plus encoura-
geants (3 séances en 3 jours, ampoule molle, distance
15 centim.).

MORRISS ET DORE 1903 recommandent des expositions
quotidiennes de dix minutes.

TH. BOWEN 1903 (*Hôpital de Boston*) relate un cas de
lupus verruqueux traité avec succès avec les rayons X.

En 1904, M. OUDIN préconise la méthode suivante, pour
certaines affections cutanées susceptibles d'être traitées
par les rayons X, et dans l'énumération desquelles il
mentionne les tuberculoses cutanées sous toutes ses
formes. « Je prends une ampoule maintenue par son osmo-
régulateur de 2 à 5 centimètres d'étincelle équivalente,
fournissant des rayons 5 à 7 au radiochromomètre pour
les affections superficielles, de 7 à 10 pour les affections
profondes. Je la maintiens aussi près que possible de

la peau pour couvrir la surface malade, c'est-à-dire à 5 ou
10 centimètres des téguments, et je fais une séance tous
les deux jours en commençant par des temps très courts,
de deux à quatre minutes suivant la distance. A chaque
nouvelle séance, j'augmente le temps de pose d'une
demi-minute jusqu'à ce qu'apparaisse l'érythème bénin,
toujours bénin dans ces conditions, qui commence de 12
à 24 heures après; la séance s'accompagne d'un peu de
chaleur et de démangeaisons et disparaît au bout de quelques heures. C'est de l'apparition de cet érythème que je
fais pour ainsi dire la base de ma méthode. Il me sert de
pierre de touche pour apprécier les temps de repos et
les durées des séances consécutives. La recherche systé-
matique me dispense, toutes les conditions physiques restant constantes, cela va sans dire, de m'inquiéter du voltage et de l'ampérage auxquels je n'accorde d'attention
que pour les maintenir toujours au même point... Et
dans l'apparition de cet érythème bénin, intervient, pour
chaque malade, une sorte de cœfficient personnel très variable, une vraie idiosyncrasie aussi indiscutable ici
qu'elle est hypothétique pour la radiodermite profonde. »
Le 11 avril 1904, M. Béclère, dans une communication
sur le dosage en radiothérapie et son tracé graphique (*Société française de dermatologie et syphiligraphie, 11 avril*),
présente « une jeune femme dont le pied était atteint d'un
lupus tuberculeux recouvrant toute la région du tendon
d'Achille et débordant sur les deux faces externe et
interne dans une étendue plus grande que celle de la
paume de la main. Il existait une infiltration profonde
du derme, des saillies verruqueuses très apparentes, en
un mot un épaississement de la peau tellement marqué
que ce cas était certainement au-dessus des ressources de

la photothérapie. Mais on peut dire que là où finit le domaine des rayons ultra-violets, si peu pénétrants, commence celui des rayons de Rœntgen, et de fait cette malade semble guérie. La marche du traitemnnt, confié à mon chef de laboratoire, a d'ailleurs été déplorablement lente et tout au début traversée par des accidents de radiodermite avec ulcération superficielle. A ce moment (1902), le dosage de l'agent thérapeutique n'était pas encore pratiqué ni le traitement bien réglé. Si satisfaisant que soit le résultat final, ce cas n'en montre pas moins, par constraste avec la marche rapide vers la guérison dans les deux observations précédentes (épithélioma cutané de la tempe, néoplasme du sein gauche) et tout en tenant compte de la diversité des affections morbides, quelle importance ont, en radiothérapie, la méthode et surtout le dosage exact du nouvel agent thérapeutique. »

En 1906, BERTRAND guérit par les rayons X une tuberculose végétante de la lèvre inférieure.

WYNN l'essaie avec succès, et en fait une simple relation.

DU BOIS publie, sans donner d'indications précises, l'observation d'un lupus de l'extrémité du nez datant de deux ans, chez un enfant de 11 ans, type végétant croûteux et ulcéreux, sur lequel le permanganate de potasse n'a donné aucun résultat, et qu'il guérit en trois mois.

GAYNIÈRES et MARQUÈS, au *Congrès de Lyon de 1906*, présentent la guérison d'un lupus hypertrophique.

En résumé, le traitement radiothérapique de la tuberculose cutanée végétante a suivi la même évolution, les mêmes phases et la même technique que le traitement du lupus et par suite des épithéliomas.

On peut dire que dans le traitement de la tuberculose végétante, de même que dans celui des épithéliomas, deux opinions thérapeutiques sont opposées :

Dans l'une on cherche à produire des réactions qui se traduisent par une radiodermite curable ; dans l'autre on évite, au contraire, les réactions et on fait en sorte de ne pas produire de radiodermite.

Ces méthodes dissemblables ont été exposées par différents auteurs à la *Société française de dermatologie et de syphiligraphie (séance du 15 mars 1906*), lors de la discussion sur le traitement radiothérapique des cancers cutanés, provoquée par le Dr Gastou.

Comme l'expose cet auteur, les méthodes employées peuvent se diviser ainsi :

1° Méthode des doses massives intermittentes, qui consiste à donner en 2 séances ou 3 successives, une dose de 5, 7 à 10 H., puis à s'arrêter 15 à 20 jours.

Une variante de cette méthode est celle des doses couplées : on fait 2 séances de 5 H. au plus avec 1 jour d'intervalle et l'on attend 15 à 20 jours pour reprendre une nouvelle série.

Dans la méthode des doses maxima on recommence ainsi des séries successives jusqu'à guérison.

2° Méthode des doses maxima intermittentes. C'est la même façon de procéder, mais on ne donne que 5 H. à la fois.

Une variante de ce procédé est le procédé des doses maxima successives en série.

On fait tous les deux jours, pendant une semaine, avec application de 5 H. et on attend 1 mois avant de reprendre les séances.

3º Méthode des doses moyennes ou faibles répétées. Les séances sont répétées tous les 3, 4 ou 8 jours suivant la tolérance de la peau, indiquée par les fourmillements, douleurs, par un léger érythème.

Dès qu'apparaissent ces phénomènes, on cesse pour reprendre après 3 semaines ou un mois d'arrêt.

D'autres auteurs, dans la même séance, ont décrit leurs techniques qui rentrent dans les divisions précédentes.

Et le docteur Gastou concluait : « En réalité, toutes ces méthodes donnent des succès et des revers. Il n'y a donc point de méthodes définies. »

Nous allons exposer celle à laquelle nous nous sommes arrêté par les bons résultats que nous en avons obtenus.

CHAPITRE II

INSTRUMENTATION

Installations sources de Rayons X. — Tubes producteurs des Rayons X ; localisateurs ; instruments de mesures qualitative et quantitative.

Installations sources de Rayons X. — Nous avons eu à notre disposition deux genres d'installations pour la production des rayons X : toutes deux branchées sur un même courant continu de 110 volts.

1° Une *machine électro-statique* à grand débit, du type de celle de Wimshurst (modèle à douze plateaux, de la maison Drault).

A cette machine est adjoint un *spintermètre* du Dr Béclère ; les branches de ce spintermètre sont terminées par des *boules*, ce qui fait, comme on le sait, que l'étincelle jaillissant entre ces deux tiges est plus courte pour une même intensité traversant la même ampoule, que celle que l'on obtient entre deux tiges terminées par des *pointes*.

2° Une *bobine de Rhumkorff* donnant une étincelle de 40 centimètres de longueur. Les interruptions sont obtenucs avec un *interrupteur autonome* à mercure genre turbine (de la maison Gaiffe) que nous laissons tourner à sa plus grande vitesse.

Dans le montage de ce second appareillage, sont intercalés, un *milliampèremètre*, un *spintermètre à pointes*, et une *soupape* à osmo-régulateur de Villard, ne donnant passage qu'à l'onde qui a la plus grande différence de potentiel, par suite à un courant de même sens.

TUBES PRODUCTEURS DE RAYONS X. — Les tubes producteurs de rayons X, avec lesquels nous avons obtenu les résultats que nous publions, sont du type Müller à régénérateur automatique.

Comme toutes les autres, ces ampoules tendent toujours à durcir ; mais, après un certain usage, elles arrivent à un état de dureté convenable pour la qualité des rayons que nous recherchons, et s'y maintiennent quelquefois très longtemps.

L'intensité qui les traverse reste à peu près constante pendant toute la durée d'une irradiation, et très souvent, après de nombreuses séances appliquées sans interruption, leur fonctionnement est tel que l'aiguille du milliampèremètre n'oscille que de 1/10 à 2/10 de milliampère.

Ces ampoules ne demandent donc pas une surveillance aussi sévère que les tubes Chabaud à osmo-régulateur, qui, sous ce régime de marche, durcissent très vivement, et par suite doivent être mollis au chalumeau trop souvent.

C'est ce point qui nous a fait préférer l'emploi des ampoules Müller ou type Müller.

Cependant l'avantage des tubes Chabaud, que l'osmo-régulateur rend très facilement réglables et d'une façon à peu près indéfinie, n'en reste pas moins réel sur les tubes Müller dont l'usage est limité à l'épuisement du régénérateur, épuisement qui parfois se produit très vite.

Remarque. — Il est très important de bien régler la soupape mise dans le circuit de la bobine et de la maintenir constamment sous son meilleur régime de fonctionnement.

Localisateurs. — Les supports ampoules complétant ces installations ne diffèrent que de construction.

Ils permettent, l'un aussi bien que l'autre, l'emploi de *cylindres* en verre spécial, opaque aux rayons X ; leur longueur est telle qu'elle permet de placer la surface à irradier *à une distance constante de 15 centimètres de l'anticathode.*

L'emploi de ces cylindres présente l'avantage, *l'ampoule étant bien centrée* (c'est-à-dire le rayon d'incidence normal qu'elle émet coïncidant avec l'axe de ces cylindres), de faire tomber ce rayon d'incidence normal au point où il est nécessaire, détail très important comme nous le verrons un peu plus loin pour la localisation de l'irradiation.

De plus, ces cylindres servent de point d'appui au malade, ce qui lui permet de ne pas bouger pendant la séance d'irradiation, d'une durée en général de quinze minutes. La localisation est aussi beaucoup plus rigoureuse, et l'irradiation restant limitée à l'aire comprise dans ces localisateurs, on n'est pas obligé de protéger les régions se trouvant en dehors.

Qualité et quantité. — Depuis les démonstrations de Freund, Kienboeck, Holznecht, Béclère, on doit tenir compte, dans les applications radiothérapiques, de deux mesures : la *qualité* et la *quantité* des rayons absorbés par les tissus ; et d'elles seules dépendent les résultats d'une irradiation.

1° **Qualité**. — La *qualité* des rayons, c'est-à-dire leur pouvoir plus ou moins grand de pénétration à travers les corps, ne put réellement être mesurée que lors de la découverte par M. Benoist de son *radiochromomètre* ; puis M. Béclère fait connaître son *spintermètre* et la maison Gaiffe, son *milliampèremètre*.

Ces appareils sont trop connus aujourd'hui pour en redonner la description. Nous ferons cependant sur leur emploi quelques remarques.

Radiochromomètre de Benoist. — Ce petit instrument, très précieux en radiologie, permit de constater que les *rayons peu pénétrants* (marquant de 2 à 5 degrés radiochromométriques) sont facilement absorbés par la peau et que l'action de ces rayons, se limitant aux couches superficielles, produit les érythèmes et les radiodermites ; que les *rayons très pénétrants* (marquant de 9 à 12 degrés radiochromométriques) traversent ces couches superficielles, sans y être absorbés et ont sur elles une action irritative moins marquée, mais sont alors d'une action thérapeutique moins grande. Ces remarques faites en admettant que de l'absorption des rayons par les tissus, dépend cette action thérapeutique.

Après ces constatations, la plupart des radiothérapeutes conseillèrent l'emploi de rayons de pénétration moyenne pour le traitement des affections cutanées et BELOT, dans son traité de radiothérapie, disait: « En radiothérapie, la chose n'est pas discutable, les tubes employés doivent être des tubes demi-mous, et les rayons émis doivent correspondre environ à la cinquième division du

radiochromomètre de Benoist, avec une variation de
un degré en plus ou en moins suivant les cas. »

On verra que nous avons employé des rayons émanant d'une ampoule dure, nous en donnerons les raisons.

Miliampèremètre. — Cet appareil nous indique à
chaque instant, par une simple lecture, l'intensité du courant qui circule dans un tube ; et comme la différence de
potentiel appliquée aux extrémités du tube dépend seulement de l'intensité qui circule dans le primaire de la
bobine, on en déduit le degré de vide du tube, d'où la
pénétration des rayons qu'il émet.

Les indications de cet instrument seraient précises si
deux tubes, laissant passer la même intensité de courant, donnant donc la même déviation de l'aiguille du
milliampèremètre, émettaient des rayons de même pénétration ; or il arrive le plus souvent que deux ampoules d'un degré de vide absolument semblable donnent
parfois une différence radiochromométrique de un degré.
Il est probable, pour expliquer ce fait, que seule la différence de fabrication des ampoules doit être incriminée
(l'épaisseur du verre d'une ampoule, sa nature, celle de
l'anticathode, doivent influer sur la qualité des rayons
beaucoup plus que sur leur quantité).

Il faut, cependant, en conclure que la mesure indiquée par le milliampèremètre n'est valable que pour
une ampoule donnée, et si l'on change de tube, on doit,
à côté de la mesure de l'intensité qui le traverse, évaluer
au moyen du radiochromomètre de Benoist la pénétration des rayons qui en proviennent.

Spintermètre — Nombreuses installations actuellement comprennent un spintermètre de Béclère. Il donne

la qualité des rayons en permettant *la mesure de l'étin-celle équivalente* à la résistance du tube. Cet appareil très simple a le seul inconvénient de ne donner qu'une mesure maximum ; aussi lui préférons-nous l'emploi du milliampèremètre. Cependant, nous en étant servi à côté de ce dernier, nous indiquerons pour chaque séance, dans nos observations, la valeur de l'étincelle équivalente.

2° **Quantité.** — La *quantité* de rayons produits par une ampoule est un facteur d'égale importance à la qualité. « Le degré de réaction, dit en effet KIENBOECH, dépend essentiellement de la quantité de rayons absorbés par la peau. »

Le docteur DANLOS établit aussi par des expériences très concluantes sur le radium que « les radiations et par suite les rayons X, puisqu'ils peuvent être considérés comme à peu près de même nature, avaient une action sur les tissus proportionnelle au temps d'application, donc à la quantité de rayons agissant sur ces mêmes tissus. »

Il faut donc connaître cette *quantité*, et nombreux sont les appareils de mesure pour évaluer ce facteur, basés les uns et les autres sur des principes différents, mais aucun ne présentant encore une précision rigoureuse.

Radiomètre de Sabouraud et Noiré. — Nous avons employé le radiomètre de Sabouraud et Noiré. Il est trop connu actuellement pour en refaire la description. Disons seulement qu'il est basé sur le changement de teinte des sels de platinocyanure de baryum sous l'influence des rayons X.

On a conseillé de recouvrir les pastilles de papier au platino-cyanure de baryum (de papier noir en particulier) pour éviter l'influence de la lumière provenant de l'ampoule ; cette précaution nous paraît inutile. Après plusieurs expériences, nous n'avons remarqué aucune différence de teinte entre une pastille ainsi protégée et une pastille exposée à nu ; c'est ainsi qu'en exposant aux rayons X une pastille dont nous n'avions recouvert de papier noir que la moitié, la teinte après virage était uniforme.

De même l'évaluation de la teinte peut être faite, contrairement à ce que l'on a recommandé, à la lumière du jour, qui seule permet de bien la déterminer. L'action de la lumière pendant le court instant que demande cette détermination n'est pas d'une durée suffisamment longue pour lui permettre de dévirer la pastille d'une façon appréciable. Il faut au moins 2 minutes d'exposition à la lumière du jour ordinaire pour atténuer très légèrement la teinte d'un papier au platino-cyanure de baryum viré à la teinte B ; l'examen de la teinte obtenue, ne demandant que quelques secondes, ne présente donc dans ces conditions aucun inconvénient d'être pratiqué à la lumière du jour.

L'hydratation que l'on a fait intervenir dans les causes de variations de teinte ne peut avoir aucune action sur les cristaux de platino-cyanure de baryum, ceux-ci étant émulsionnés avec un collodion à l'acétate d'amyle.

Remarque.— Cette pastille de papier au platino-cyanure de baryum est exposée dans les localisateurs dont nous nous sommes servi à 7 centimètres 1/2 de l'anticathode et non à 8 centimètres.

Milliampèremètre. — On a voulu également faire du milliampèremètre un appareil de mesure quantitative pour les rayons X ; ce qui ne peut être admis.

On sait que la quantité de rayons irradiant une surface

peut varier comme leur qualité suivant la fabrication de l'ampoule (épaisseur du verre, sa composition, nature de l'anticathode) et que ces deux valeurs ne sont pas fonction l'une de l'autre. Il arrive qu'avec une même ampoule, après de nombreuses irradiations, on ne pourra obtenir la teinte B du papier au platino-cyanure de baryum qu'après une exposition de trente minutes, alors que, tout en se trouvant dans les mêmes conditions de qualité, ce virage se faisait au début dans un laps de temps variant de dix à quinze minutes.

Ce fait peut s'expliquer par la métallisation des parois du tube ou encore le changement de teinte de ces parois par suite de l'action chimique des rayons sur la composition du verre.

On a pu remarquer, en effet, que le verre de certains cylindres localisateurs, après de nombreuses irradiations, présentait cette teinte violacée des tubes usagés ; dans ce cas, la métallisation ne pouvant se produire, il faut admettre cette action chimique des rayons X sur la composition du verre qu'ils traversent ou qu'ils viennent frapper.

C'est avec ces ampoules teintées que l'on obtient en radiothérapie des résultats inconstants, le virage du papier au platino-cyanure de baryum s'effectuant suivant des durées très variables d'une séance à l'autre, la quantité des rayons émis étant donc différente.

Aussi nous croyons d'une grande prudence *de rejeter pour des séances d'irradiation toute ampoule incapable d'effectuer ce virage dans une durée de 15 minutes maximum* ; en moyenne, il doit s'effectuer après dix ou quinze minutes d'exposition.

Avant de donner dans tous ses détails la technique

que nous employons pour traiter par les rayons X une
bacillose cutanée papillomateuse ou verruqueuse, il
nous semble intéressant de rappeler quelques règles que
nous avons suivies pour faire ces applications.

Nous ne pouvons mieux le faire qu'en transcrivant une
note que nous a transmise notre maître le Dr Danlos,
qui s'occupe tout spécialement et scientifiquement de
radiothérapie, note contenant des calculs inédits que
nous sommes très honoré de pouvoir publier dans ce
travail.

CHAPITRE III

Principe général de la technique radiothérapique. — Etude théorique par M. le Docteur Danlos sur l'intensité du rayonnement.

« Les médecins, gens en général peu familiers, je devrais dire trop peu familiers avec les mathématiques, se bornent dans les publications à dire que les rayons X suivent les lois que régissent les radiations lumineuses et calorifiques (loi de la distance, loi de l'obliquité).

Quelques-uns cependant ont été plus loin. M. Belot, dans un article intéressant, intitulé *le facteur distance en radiothérapie* (*Archives d'électricité médicale*, avril 1905), et reproduit plus tard dans son traité, s'est occupé de cette question ; mais son travail manque de clarté dans une de ses parties et contient dans l'autre une erreur. Je m'explique :

Etudiant la radiation sur une surface plane, il abaisse du foyer sur cette surface une perpendiculaire et, du pied de celle-ci comme centre, décrit sur le plan des circonférences concentriques de rayon 1/2, 1, 2, 3, la longueur de la perpendiculaire étant prise pour unité.

Pour le carré des distances de ces circonférences au

foyer, l'auteur donne les nombres 1,06. 1,25. 2. 3,25, qui sont parfaitement exacts (nombres *a*). Pour tenir compte de l'inclinaison il calcule la valeur des sinus de l'obliquité correspondante et trouve les chiffres 0,97. 0,90. 0,71. 0,54 qui ne le sont pas moins, (nombres *b*) ; mais il ajoute et ici je cite textuellement :

« *Pour avoir la valeur des intensités sur les bords des différentes surfaces* examinées ci-dessus, il convient de diviser chacun des nombres *a* respectivement par chacun des nombres *b* et on obtient les résultats ci-dessous : Nombres *c*, 1,1. 1,4. 2,8. 6. »

Les nombres ainsi calculés ne donnent pas du tout la valeur des intensités sur les bords des surfaces limitées par les circonférences, mais les *inverses de ces intensités* ; ou si l'on veut l'intensité au centre quand celle au niveau de chaque circonférence est supposée égale à 1.

J'ai le plaisir d'ajouter que malgré cette erreur les déductions pratiques de l'auteur n'en sont pas moins justes, ce qui suffit aux médecins.

Néanmoins il m'a paru qu'il y aurait quelque intérêt à reprendre cette question d'une façon plus scientifique et à faire tout d'abord connaître une loi très simple que j'ai trouvée incidemment et à laquelle un calcul élémentaire conduit sans difficulté. Cette loi, qui n'est pas connue, je crois, et que j'ai indiquée sans démonstration aux élèves du cours de perfectionnement (Hôpital Saint-Louis 1907), peut s'énoncer ainsi :

La surface irradiée étant supposée plane, si du foyer on abaisse sur elle deux droites, l'une oblique et l'autre perpendiculaire faisant entre elles un angle ∝ l'intensité au point touché par l'oblique sera égale à l'intensité au point

*où tombe la normale, multipliée par le cube du cosinus
de l'angle d'écart.*

Cette proposition se traduit algébriquement par la
formule suivante dans laquelle I'' est l'intensité au point
où tombe l'oblique, I l'intensité au point normal et
α l'angle des deux lignes.

$$I'' = I \cos^3 \alpha$$

En voici la démonstration :

Dans cette figure O est le foyer d'irradiation, OA une
droite perpendiculaire à la surface irradiée supposée
plane et perpendiculaire au plan de la figure qui la coupe
suivant MN. OB est une oblique faisant avec OA un
angle α.

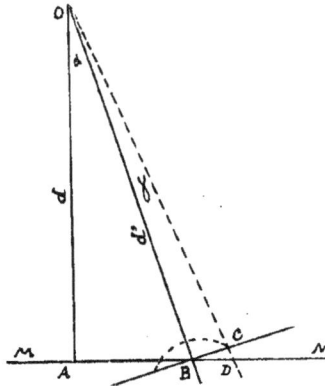

Fig. 1

Le foyer d'irradiation étant sensiblement punctiforme
et la radiation égale dans toutes les directions, on aura
en désignant par I l'intensité au point A par I' celle sous
l'incidence normale en B, c'est-à-dire sur le plan dont

B C est une coupe, par d la distance O A et par d' la distance O B :

(1) $\dfrac{I'}{I} = \dfrac{d^2}{d'^2}$ et comme d = d' cos α I' = I cos² α [A]

Soit maintenant I'' l'intensité réelle en B, c'est-à-dire celle sur le plan dont MN est la coupe. Traçons du point O autour de OB comme axe avec un angle d'ouverture *infiniment petit* 2γ un cône circulaire. Ce cône découpe sur le plan normal, dont BC est la coupe, un cercle de surface S, et sur le plan MN une ellipse de surface S', dont BD représente le demi-grand axe. Ces deux surfaces S et S', la seconde étant la projection conique de la première, reçoivent la même quantité d'irradiation, ce qui s'exprime algébriquement par la relation suivante :

$$I''S = I'S \text{ ou } I' = I'' \dfrac{S'}{S} \quad [B]$$

D'autre part, l'ouverture du cône étant infiniment petite, S peut être considérée comme la projection orthogonale de S'. Les plans de ces deux surfaces font entre eux l'angle C B D $= \alpha$

On a donc S = S' cosα ou $\dfrac{S'}{S} = \dfrac{1}{\cos\alpha}$

Portant cette valeur de $\dfrac{S'}{S}$ dans [B]

On a I' $= \dfrac{I''}{\cos\alpha}$

et ensuite cette valeur de I' dans [A]

On a $\dfrac{I''}{\cos\alpha} = $ I cos² α ou I'' = I cos³ α

C. Q F. D.

La formule I'' = I cos³α peut se mettre sous une

3

autre forme ne contenant pas de ligne trigonométrique

$$\text{Cos}\alpha = \frac{d}{d'}, \quad \text{d'où } I'' = I\frac{d^3}{d'^3}$$

mais il me semble que cette formule où la variable est la distance linéaire OB = d' parle moins aux yeux que la distance angulaire α. Elle a toutefois l'avantage d'être d'un calcul plus simple.

Par contre, en prenant pour variable AB = d'' (fig. 2) on aurait une variable très expressive puisqu'elle serait la distance même du point considéré au point central ; mais avec cette variable l'expression des intensités devient :

$$I'' = I\frac{d^3}{\left(d^2 + d''^2\right)^{\frac{3}{2}}}$$

formule un peu plus compliquée. C'est pour cette raison que j'ai choisi la formule plus simple $I'' = I\cos^3\alpha$

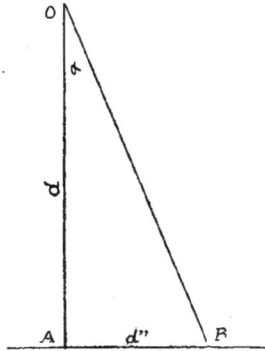

Fig. 2

De l'examen des tableaux ci-joints on peut déduire les conclusions suivantes :

1° *L'intensité de la radiation décroît rapidement avec l'obliquité ;*

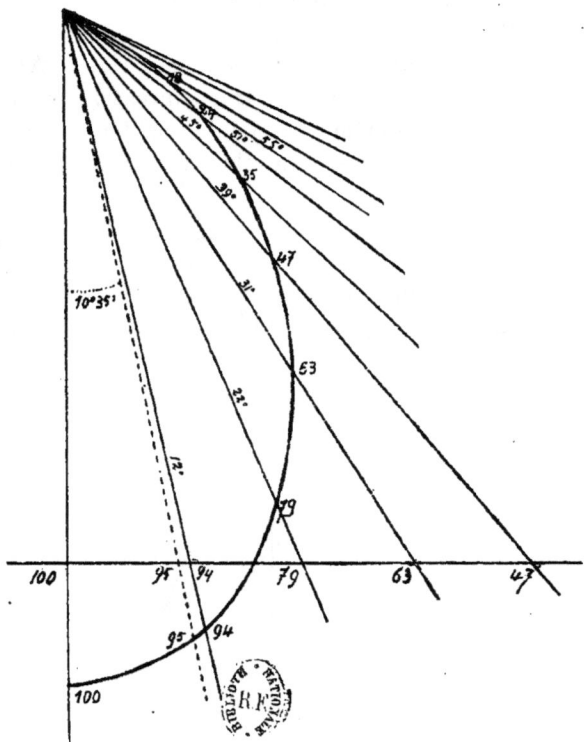

Graphique de l'intensité de l'irradiation aux diverses distances
(Communiqué par M. le Professeur GARIEL)

TABLEAU résumant les intensités du rayonnement sur un plan :

Calculées pour des écarts variant par 1 centimètre FP égalant 5 c/m

2 cent.	F'P	= 10 —
3 cent. 1/2	F''P	= 15 —
4 cent.	F'''P	= 20 —

F, F', F'', F''' étant les foyers du rayonnement, P le point central, *les intensités en ce point supposées égales à 100.*

Ne pas oublier que ces intensités, supposées égales à 100, sont cependant très différentes les unes des autres.

Les valeurs en degrés indiquées dans ce Tableau sont celles des angles correspondants. Elles ont été simplifiées pour ne pas surcharger la figure et ne sont exactes qu'à un degré près.

Valeur en centimètres des écarts au point P

	0	1	2 2.5	3	4	5	6	7 7.5	8	9	10	12 12.5	14	15	16	17.5 18	20

1 centimètre FP = 5 c/m	100 — 94 — 79 — 63 — 47 — 35 — 24 — 18 — 14 — 10 — 8
2 cent. FP = 10 c/m	100 — 94 — 79 — 68 — 47 — 35 — 24 — 18 — 14 — 10 — 8
2 cent. 1/2 F''P = 15 c/m	100 — 95.8 — 83.7 — 70 — 57 — 47 — 34 — 28 — 18.5
4 cent. F'''P = 20 c/m	100 — 94 — 79 — 63 — 47 — 35

2° *Si l'obliquité ne change pas, le rapport entre l'intensité au point normal (point 100) et l'intensité au point oblique demeure invariable, quelle que soit la distance du plan au foyer d'irradiation.*

3° En admettant que l'on convienne d'appeler uniforme le champ dans lequel l'irradiation à la périphérie n'offre avec celle du centre qu'une différence de 5 à 6 %, on peut dire encore que :

La surface du champ uniforme est directement proportionnelle au carré de la distance au foyer. Pratiquement ce champ uniforme mesure :

à 5 centimètres du foyer 2 centimètres de diamètre
  10   —   4   —   —
  15   —   6   —   —
  20   —   8   —   —

Il en résulte que le diamètre des cylindres protecteurs, quand la radiation se fait à ces distances, ne doit pas dépasser ces dimensions.

Ces dimensions correspondent à un cône d'angle au sommet = 22° 37′ 10″ ; et par rapport au centre à une perte d'intensité radiante de 5,71 % sur le bord du cercle de base.

Avec les dimensions 2,50. 5. 7,50. 10. échelonnées

M. le Professeur GARIEL, suivant une note qu'il nous a fait l'honneur de nous communiquer, quand nous lui avons présenté notre thèse, énoncerait ainsi cette donnée :

« Pour que l'irradiation à la périphérie ne diffère que de 5 % de l'irradiation au centre, il faut que l'angle α soit de 10° 35.

La distance linéaire à laquelle cet effet se produira sur un écran qui est d' = d tg α sera donc d' = d tg 10′ 35′ = 0.186 d

Elle croit donc proportionnellement a d et la surface à laquelle cet effet existe croit proportionnellement à d². » (Pestel.)

comme ci-dessus, l'angle monterait à 28° 4' 20" et la perte d'intensité sur la circonférence à 9,69 °/₀. En chiffres ronds, 10 °/₀.

Avec les dimensions 3. 6. 9. 12 l'angle d'ouverture s'élèverait à 33° 23' 54" et la perte circonférentielle à 12,13 °/₀. En chiffres ronds, 12 °/₀.

Ces considérations ne s'appliquent bien entendu qu'à une surface plane. Un instant de réflexion suffit pour comprendre qu'avec une surface convexe vers le foyer, la chute d'intensité est plus rapide et qu'elle est au contraire plus lente avec une surface concave.

On peut du reste trouver facilement une formule donnant l'intensité exacte de l'irradiation en un point d'une surface sphérique choisie comme type.

Supposons d'abord que la sphère tourne *sa convexité vers le foyer d'irradiation ;* on a en coupe la figure ci-jointe dans laquelle

$OA = d$ est la distance du foyer à la sphère ;

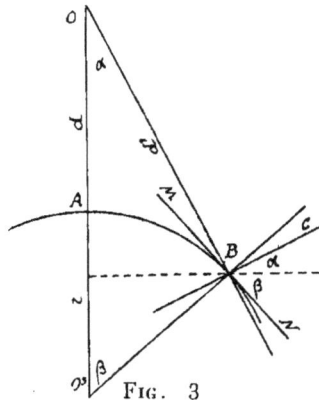

Fig. 3

$O'A = r$ le rayon de celle-ci ;

B le point sur lequel on veut déterminer l'intensité de l'irradiation ;

MN la tangente en B

α et β sont les angles des lignes OB et O'B avec OO'.

Soit enfin I l'intensité au point A et I'' l'intensité inconnue au point B.

On obtient par un procédé analogue à celui employé déjà l'expression.

$$I'' = I \frac{d^2 \sin^2 \alpha}{r^2 \sin^2 \beta} \cos (\alpha + \beta).$$

Cette formule assez simple a le défaut de contenir deux variables dont une seule est indépendante. On peut très facilement obtenir une formule ne contenant qu'une seule variable, par exemple OB = d', mais cette formule compliquée ne parle pas aux yeux.

Si O' s'éloigne à l'infini, OA restant fixe, on a $r = \infty$ et on retombe sur la formule obtenue pour une surface plane.

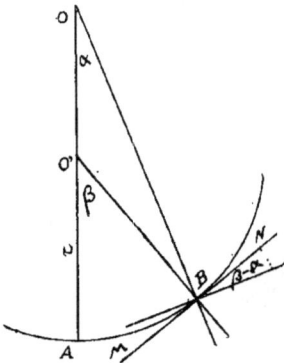

Fig. 4

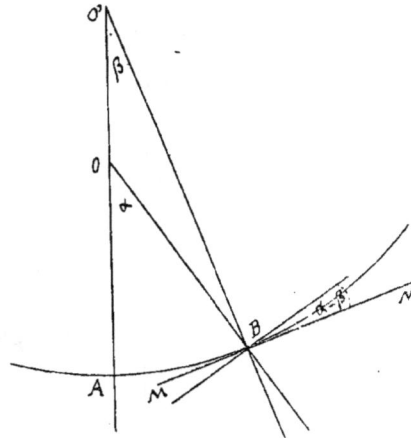

Fig. 5

Supposons en second lieu que la sphère tourne sa concavité vers le foyer, on a en coupe les deux figures précédentes selon que la distance de la sphère au foyer est plus grande (fig. 4) ou plus petite (fig. 5) que son rayon.

O'A = r   I = intensité en A.
OA = d   I″ =   » en B.

MN tangente à la circonférence en B.

α = AOB
β = AO'B

La figure 4 donne la formule :

$$I'' = I \frac{d^2 \sin^2 \alpha}{r^2 \sin^2 \beta} \cos(\beta - \alpha)$$

La figure 5:

$$I'' = I \frac{d^2 \sin^2 \alpha}{r^2 \sin^2 \beta} \cos(\alpha - \beta)$$

formules qui rentrent l'une dans l'autre puisque (β-α) et (α-β) ont même cosinus. On pourrait même ramener les trois cas à une formule unique ; au type 3 par exemple, en donnant à α des valeurs positives ou négatives, suivant que la sphère tourne vers O sa convexité ou sa concavité. Même remarque que précédemment relative à la dépendance de α et β. Si OO' devient nul, I″ = I. Si r = ∞ on retrouve la formule relative au plan.

Les formules précédentes pourraient également s'appliquer à une surface de révolution dont l'axe serait OO', mais dans ce cas r ne serait plus constant, ni même égal au rayon de courbure au point considéré. Il serait d'ailleurs facile de calculer sa valeur en partant de l'équation de la normale au point.

Dans le cas d'une surface *analytique* quelconque, les

formules précédentes ne s'appliqueraient plus ; mais il est facile de trouver une expression générale convenant à toutes les surfaces en tous leurs points.

Voici cette formule :

$$I'' = \pm I \frac{\left[\left(\frac{df}{dx}\right)(X - x) + \left(\frac{df}{dy}\right)(Y - y) + \left(\frac{df}{dz}\right)(Z - z)\right]}{\left[\left(\frac{df}{dx}\right)^2 + \left(\frac{df}{dy}\right)^2 + \left(\frac{df}{dz}\right)^2\right]^{\frac{1}{2}}\left[(X\text{-}x)^2 + (Z\text{-}y)^2 + (Z\text{-}z)^2\right]^{\frac{3}{2}}}$$

I'' est l'intensité au point dont xyz sont les coordonnées, I (1) l'intensité sous l'incidence normale *à l'unité de distance*. XYZ sont les coordonnées du foyer f (xyz) = O est l'équation de la surface ; les coordonnées sont supposées rectangulaires.

Malgré son apparence compliquée, cette formule s'établit très simplement, presque à première vue et sans calcul, car elle n'est que la traduction en langage analytique de la formule simple $I'' = I \frac{\cos \gamma}{d^2}$ dans laquelle d est la distance du foyer au point considéré, γ l'angle du plan tangent au même point avec le plan normal à la ligne allant du point au foyer.

Cette formule est la plus générale possible, elle convient à tous les points, à toutes les surfaces analytiques et contient, comme cas particuliers, toutes les formules précédentes. Son intérêt théorique est donc considérable ; mais il ne m'en coûte rien d'ajouter qu'elle sera sans utilité pour le médecin. J'ai cru cependant intéressant de la faire figurer ici, car elle est pour ainsi dire la synthèse de cette étude.

Un mot en terminant pour légitimer cette incursion dans un domaine qui n'est pas le nôtre. Les physiciens

(1) Ne pas oublier que cette valeur de I n'est pas la même que dans les formules précédentes.

ayant négligé cette question dépourvue pour eux d'importance, j'ai pensé qu'il y avait intérêt pour mes confrères à combler cette petite lacune.

C'est l'excuse de ce travail.

Dans ces calculs, on n'a pas tenu compte de l'absorption par l'air. Elle est probablement négligeable aux distances où l'on opère. Nous ignorons d'ailleurs complètement la loi de cette absorption.

En outre, on suppose implicitement que le foyer occupe exactement le centre de l'ampoule ; que celle-ci est régulièrement sphérique et d'égale épaisseur dans toute la partie radiante. Ces conditions sont en effet nécessaires pour l'exactitude de la loi du carré de la distance, loi qui sert de base au calcul.

CHAPITRE IV

Technique Radiothérapique personnelle

Des données scientifiques qui viennent d'être exposées, nous tirons les conclusions suivantes qui ont été la base de notre technique.

DISPOSITIF DE LA SÉANCE. — Les surfaces à traiter étant convexes, on doit les diviser de telle façon que les régions à irradier se rapprochent le plus possible d'une surface plane. *Nous n'envisagerons donc dans nos applications que l'irradiation sur une surface plane ou pouvant être considérée comme telle.*

Les rayons X émanant d'un point d'où ils divergent pour former un cône n'ont pas la même action, suivant qu'ils sont plus ou moins rapprochés du rayon normal incident représenté par l'axe de révolution de ce même cône. *La surface à traiter doit se trouver à 15 centimètres de distance de l'anticathode* ; cette surface ne devra jamais dépasser 6 centimètres de diamètre pour qu'en tous ses points l'intensité de rayonnement soit de valeur sensiblement la même (1). C'est-à-dire *que l'on emploiera*

(1) Voir observation VIII

un cylindre localisateur d'un diamètre maximum de six centimètres.

Isolement des zones saines. — Ceci nous amène à considérer deux cas :

1° *La surface à irradier ne dépasse pas 6 centimètres de diamètre.*

Dans une plaque de plomb débordant largement le cylindre localisateur, après avoir dessiné les contours de la lésion, nous découpons un ajour en suivant ce tracé aussi exactement que possible à 3 millimètres environ en dehors.

Si, par exemple, nous avons à traiter une lésion en forme de cercle de 20 millimètres de diamètre, celui de l'ajour que nous aurons découpé sera de 26 millimètres.

Car les tissus malades ne s'arrêtent pas exactement à la bordure qui nous semble les limiter (la lumière de la lampe à vapeurs de mercure les rend facilement apparents au delà de cette bordure).

Nous avons constaté aussi que les différents points malades subsistant dans une cicatrice de guérison presque complète, étaient généralement localisés à la bordure ; c'est que l'intensité du rayonnement qu'ils reçoivent est encore diminuée de ce fait que les tissus sains qui les recouvrent arrêtent une partie des radiations.

Cette remarque nous a conduit, dans les tuberculoses cutanées, où les éléments morbides prédominent en bordure, à faire coïncider le rayon d'incidence normal avec ces points paraissant les plus malades, de façon à faire agir sur eux la quantité maximum de rayons d'intensité la plus grande.

2º *La surface à irradier a un diamètre de plus de 6 centimètres.*

Nous divisons dans ce cas la lésion en autant de secteurs se rapprochant le plus de cette dimension.

Pour éviter tout empiètement d'une séance sur l'autre, il faut découper ces secteurs suivant des côtés se coupant à angles droits en dedans de la bordure de la lésion quand celle-ci est de surface trop étendue pour qu'on puisse la diviser suivant un de ses axes.

On prend ainsi plus facilement des points de repère quand on dispose ces plaques de plomb, et on évite de superposer en un même point plusieurs irradiations, par suite, de faire absorber à ces tissus une dose double, triple......, de rayons X.

De même, quand on traite des lésions qui présentent des régions cicatrisées, il faudra protéger ces · points contre l'action des rayons X au moyen d'une plaque de plomb découpée à cet effet.

Il peut se présenter aussi que la lésion est plus surélevée en son centre, surélévation encore exagérée quand le cylindre comprime exactement les contours de cette lésion et la fait ainsi bomber davantage. Ce point, plus rapproché de l'anticathode, subit par suite une action plus marquée des rayons, et la réaction y est plus vive que sur les bords.

On doit éviter cette action en recouvrant le centre d'une épaisseur de deux à trois millimètres de pâte à base de bismuth, de litharge, de sous-carbonate de plomb ou de tout autre corps interceptant les rayons X (par exemple pâte avec trois ou cinq parties de sous-nitrate de bismuth pour une partie de vaseline).

Remarque. — Pour limiter ainsi l'action des rayons X sur le point à traiter, les plaques de plomb dont nous nous servons ont 2/10 *de millimètre d'épaisseur.*

Plusieurs auteurs ont préconisé l'emploi de plaques plus épaisses, pour éviter aux tissus sains une irradiation inutile.

Après l'essai de plaques d'épaisseurs différentes, nous nous sommes arrêté à cette épaisseur de 2/10 de millimètre pour les raisons suivantes :

Ces plaques se découpent plus facilement et peuvent s'appliquer plus intimement sur les régions qu'elles doivent recouvrir sans, pour cela, les comprimer davantage, ce qui est assez important dans les applications sur des régions douloureuses.

On peut nous objecter que cette épaisseur laisse passer des rayons X, ce qui du reste est vrai, mais jamais, même dans les cas qui ont nécessité des séances nombreuses de 5 H, répétées toutes les semaines, nous n'avons observé le plus léger érythème sur la peau protégée par ces plaques.

Nous avons irradié des plaques de lupus érythémateux dans le cuir chevelu jusqu'à radiodermite, sans obtenir l'épilation de la zone environnante protégée par une lame de plomb de 2/10 de millimètre d'épaisseur, même après plusieurs séances.

Pratiquement, les rayons, traversant cette épaisseur de plomb, ne sont donc pas nocifs pour les tissus qu'elle protège.

QUALITÉ DES RAYONS. — Nous réglons notre ampoule de façon à obtenir des *rayons pénétrants*, marquant en moyenne *9 degrés* au radiochromomètre de Benoist.

L'aiguille du milliampèremètre oscille entre 4/10 et 5/10 de milliampère.

L'étincelle équivalente est de 14 centimètres minimum (spintermètre à pointes).

Ces mesures sont données pour l'installation comprenant la bobine d'induction.

Nous admettons, après essai, qu'une même ampoule, traversée par un courant dont l'intensité est de 4/10 à 5/10 de milliampère donnant en moyenne des rayons de 9 degrés de pénétration (radiochromomètre de Benoist), est au point pour donner les résultats semblables à ceux que nous publions quant à la qualité des rayons qu'elle émet, quels que soient le nombre des interruptions, l'ampérage et le voltage au primaire.

Avec la machine statique qui est à notre disposition, une ampoule, réglée suivant ces indications de qualité, donne une étincelle équivalente de 8 à 9 centimètres. (Les deux branches du spintermètre sont terminées par des boules de 2 centimètres de diamètre.)

Les rayons que nous avons choisis sont donc des rayons *très pénétrants*, émanant d'une *ampoule dure*.

Les rayons de pénétration moyenne conseillés en général n'ont, en effet, qu'une action trop superficielle, tout en produisant facilement une radiodermite; or, cette radiodermite n'intéresse que l'épiderme, la zone superficielle des lésions qui, seule, absorbe les rayons X et en subit l'action; et ces points superficiels sont seuls modifiés alors que les éléments morbides situés dans les couches plus profondes ne subissent pas une action suffisante.

De plus, . cette radiodermite *non curative* est une contre-indication à toute nouvelle irradiation jusqu'à cicatrisation complète, ce qui retarde inutilement le résultat définitif.

Au contraire, avec l'application des rayons pénétrants (c'est-à-dire marquant en moyenne 9 degrés radiochromométriques), nous évitons cette radiodermite due aux rayons mous, puisqu'ils sont émis en moins grande quantité, ce qui nous permet de répéter trois ou quatre séances à des intervalles de sept jours, et c'est seulement après ce nombre de séances qu'apparaît une radiodermite légère, quoique paraissant intéresser la lésion dans toute sa profondeur, guérissant au bout de quinze jours.

L'expérience nous permet de dire que cette radiodermite tardive est *curative*.

D'ailleurs cette opinion nous semble corroborée par les constatations faites par les Drs Wickham, Degrais et Dominici, relativement à l'action des rayons γ du radium qui, on le sait, sont les plus pénétrants. Ce sont les seuls, en effet, que ces auteurs emploient par la méthode de filtrage, par exemple, sur les nodules lupiques isolés profonds.

QUANTITÉ — Elle nous est indiquée, nous l'avons dit, par le radiomètre X de Sabouraud et Noiré ; nous arrêtons l'irradiation de la lésion quand la pastille de papier au platino-cyanure de baryum a viré à la teinte B indiquée (correspondant à la dose maxima 5 H que la peau humaine peut recevoir sans qu'il s'ensuive de l'érythème, une radiodermite ou une alopécie définitive).

Nous tenons à rappeler que cette pastille est exposée non à 8 centimètres de l'anticathode, mais à 7 centimètres 1/2.

Durée de la séance.— Cette teinte s'obtient dans un laps de temps variant de 10 à 15 minutes ; nous avons donné dans un chapitre précédent les causes de cette variation, nous avons dit aussi pourquoi nous rejetons toute ampoule ne donnant le virage de la pastille du radiomètre qu'après 15 minutes d'exposition.

Intervalles entre les irradiations.— Nous revoyons le malade *sept jours* après la première séance.

Deux cas peuvent se présenter:

1° *Deux ou trois jours après la séance, il se produit une réaction inflammatoire très légère* se traduisant par un érythème non accompagné de douleur, et disparaissant dans les deux jours qui suivent.

2° *On ne remarque aucune réaction.*

Dans ces deux cas, nous faisons une nouvelle application de rayons X, nous remettant toujours aussi rigoureusement que possible dans les mêmes conditions de qualité et de quantité, et nous laissons encore l'action des rayons X se faire jusqu'à obtention de la teinte B du papier au platino-cyanure de baryum.

Nous continuons les irradiations en suivant ces règles jusqu'au moment où il se produit une radiodermite ou une amélioration très nette de la lésion.

Il survient une radiodermite.

Ce cas se produit surtout quand on irradie une tuberculose végétante avec suppuration assez abondante, quand les végétations ou papilles sont à nu, molles, non recouvertes de croûtes.

Cette radiodermite n'est le plus souvent que très superficielle, apparaît quatre à cinq jours après la dernière

irradiation. Quelques douleurs très supportables (se tra
duisant parfois par des fourmillements, ou par une sensation de chaleur) accompagnent cette réaction pendant
deux ou trois jours. Il y a exulcération légère, et la cicatrisation s'opère en général en l'espace de deux semaines.

Nous la traitons par des applications de pansements
humides à l'eau bouillie, changés tous les jours jusqu'à
cicatrisation.

Cette réaction inflammatoire ne fut jamais une cause
d'arrêt dans leur travail pour des ouvriers porteurs de
lésions à la main et qui fatiguaient beaucoup.

L'irradiation ne doit être renouvelée que sept jours
après cette cicatrisation ; et si la lésion est affaissée, ce
qui est le cas général, il ne faut la répéter que toutes
les deux semaines, car dès ce moment l'amélioration se
continue d'elle-même et une guérison peut s'en suivre
sans nouvelle irradiation.

De même quand cette amélioration s'observe après
les premières séances sans qu'une radiodermite en soit
la cause, nous ne répétons plus les irradiations que tous
les quinze jours.

Nous entendons par amélioration l'affaissement presque
complet des papilles ou des végétations avec apparition
de quelques points cicatriciels, ou début de cicatrisation
des ulcérations.

Après la disparition des éléments verruqueux ou papillomateux, il subsiste parfois des nodules lupiques ; il
est préférable de les détruire soit par cautérisation à la
pointe fine du galvano-cautère, soit par l'application
d'étincelles courtes de haute fréquence.

Quand les nodules sont assez épais, nous obtenons de

plus belles cicatrices en scarifiant ces points avant de les irradier.

En résumé, notre méthode se caractérise par l'emploi des rayons pénétrants marquant en moyenne 9 degrés au radiochromomètre de Benoist.

La durée des séances est fixée d'après les indications de mesure quantitative par le radiomètre X de Sabouraud et Noiré : la teinte B obtenue (correspondant à 5 H.), nous arrêtons l'irradiation.

La distance de l'ampoule à la lésion est toujours de 15 centimètres ; la surface irradiée ne doit donc jamais être d'un diamètre supérieur à six centimètres, d'après les calculs de M. le Dr Danlos (1).

Nous répétons les séances toutes les semaines ; dans la majorité des cas, on obtient ainsi, en général après la troisième ou quatrième séance, une radiodermite légère curative, guérissant au bout de quinze jours environ.

Le nombre de séances est donc proportionnel non seulement à l'étendue des lésions, mais encore à la facilité de réaction, facteur individuel très variable d'un sujet à l'autre, et suivant la nature de la lésion.

(1) Chapitre III.

CHAPITRE V

Observations

Les observations que nous allons publier sont celles de malades que nous avons traités nous-même, et que nous avons suivis.

Nous avons cru utile de publier les observations de malades encore en traitement ou seulement très améliorés par la radiothérapie, pour montrer les effets obtenus dès les premières irradiations ; la constance des résultats nous permet de dire que la guérison en sera certaine.

Les irradiations ont été faites tantôt avec l'installation comprenant la machine statique, tantôt avec celle dont fait partie la bobine d'induction.

Les indications transcrites pour la première :

M. S. — Sp. 8. — R. 9

se liront : machine statique ; étincelle équivalente au spintermètre $= 8$ centimètres ; 9 degrés de pénétration au radiochromomètre de Benoist.

Et pour la deuxième, la notation :

Bob. — Sp. 14. — 5/10 M. A. — R. 9

se traduira ainsi : bobine d'induction ; étincelle équivalente au spintermètre $= 14$ centimètres ; 5/10 de milliampère : 9° de pénétration ;

5 H. indique que l'irradiation a duré le temps nécessaire pour l'obtention de la teinte B du radiomètre X de Sabouraud et Noiré.

OBSERVATION I

Bacillose cutanée au niveau de l'articulation métacarpo-phalan-
gienne de l'index gauche. — 6 séances. — Guérison.

Le 20 mai 1906, le nommé M..., âgé de 30 ans, se présente à
la consultation de M. le docteur Danlos.

Il y a 9 ans, en 1897, on lui fait la désarticulation métacarpo-phalangienne de l'index gauche, à la suite d'un panaris,
dit-il.

La cicatrice se fait très lentement, et pendant 4 ans il reste
dans la suture un point qui suppure toujours plus ou moins.

Tout autour de cette suture apparaissent des petits boutons
blanchâtres qui deviennent de plus en plus confluents et s'éten-
dent sur toute la moitié supérieure de la face dorsale de la
main, empiétant sur les faces dorsales des 3ᵉ et 4ᵉ doigts, à un
centimètre environ au-dessous des articulations métacarpo-
phalangiennes.

Au niveau de la suture quelque peu chéloïdienne, petits
bourgeons verruqueux ; sur le reste de la lésion, on ne remarque
que de petites ulcérations plus confluentes en bordure qu'au
centre, qui est rouge violacé avec quelques croûtes. Sur les
bords, la pression fait sourdre du pus : on fait le diagnostic de
bacillose cutanée.

Le malade ne donne aucun renseignement. Il se soigne par
des pansements avec des pommades dont il ne connaît pas la
composition.

Cependant au poignet on trouve des cicatrices sans aucun
doute d'abcès froids.

Le malade tousse tous les matins, et son état général est
médiocre.

A l'auscultation, obscurité au sommet gauche.

On le soumet au traitement radiothérapique.

20 mai.— *1re séance.* — M. S. 5 II., Sp. 8. R. 9

27 mai. — *2e séance.* — M. S. 5 II., Sp. 8. R. 9.

3 juin. — *3e séance.* — M. S. 5 II., Sp. 8, R. 9.

10 juin. — Réaction indolore ; érythème prononcé.

17 juin. — Plus de suppuration. Cicatrisation des ulcérations.

24 juin. — *4e séance.* — M. S. 5 II., Sp. 7, R. 8, 9.

8 juillet. — *5e séance.* — M. S. 5 II., Sp. 8, R. 9, guérison apparente.

22 juillet. — *6e séance.* — M. S. 5 II., Sp. 8, R. 9. La guérison est manifeste.

Pas revenu.

OBSERVATION II

Bacillose verruqueuse bras gauche. — 4 séances. — Guérison.

Le 6 juin 1906, B..., âgé de 3 ans, présente à un centimètre au-dessus de l'apophyse styloïde du radius gauche, une plaque de bacillose cutanée de la dimension d'une pièce de 50 centimes.

Sur un fond rouge, on remarque quelques surélévations verruqueuses avec croûtes épaisses fissurées ; par la pression on fait sourdre en quelques points du pus, et en d'autres un peu de sang. Il n'y a pas d'induration sous-jacente. Les antécédents ne donnent aucun renseignement utile ; mais trois mois auparavant, cet enfant aurait été égratigné par un autre avec lequel il jouait, et dont le père crache et tousse beaucoup. Depuis, la plaie soignée par diverses pommades n'a fait que progresser pour prendre l'aspect que nous venons de décrire.

6 juin 1906. — *1re séance.* — M. S. 5 H., Sp. 10, R. 9, 10.
19 juin. — *2e séance.* — M. S. 5 H , Sp. 10, R. 9, 10.
3 juillet. — *3e séance.* — M. S. 5 H., Sp. 9, R. 9.
Affaissement de la lésion plus marqué qu'à la dernière séance.
17 juillet. — *4e séance.* — M. S. 5 H., Sp. 9, R. 9. Guérison apparente.

Le 26 juillet, l'enfant devant aller à la campagne, nous est présenté par la mère qui demande un conseil à ce propos.

La cicatrice est complète et on n'aperçoit plus de points surélevés, il n'y a pas trace de radiodermite.

<hr />

OBSERVATION III

Bacillose végétante de la main droite. — 3 séances. —
Guérison apparente.

D..., âgée de 16 ans, rentre à la salle Biett, le 19 juin 1906.

Il y a trois mois, au niveau du 1er métacarpien droit, apparaissent quelques petits boutons rouges sur fond violacé, sans suppuration aucune pendant les premières semaines.

Puis la lésion s'étend peu à peu, se couvre de croûtes pour arriver à la dimension actuelle (environ la surface d'une pièce de 5 francs).

La croûte est assez épaisse, très adhérente, rappelant un aspect verruqueux, avec fissures qui suppurent très légèrement.

Il n'y a pas de ganglion axillaire.

Les antécédents héréditaires ne donnent aucun renseignement précis.

C'est une enfant qui s'est élevée assez facilement, mais qui toujours a été chétive.

Elle est maigre, très petite pour son âge, ne mangeant presque pas.

En un mot, elle a un état général médiocre.

19 juin 1906. — *1re séance*. — Bob. 5 H., Sp. 12 6/10 M-A., R. 8-9

20 juin 1906. — *2e séance*. — Bob. 5 H., Sp. 13 5-6/10 M-A. R. 8-9.

6 juillet. — A une radiodermite non douloureuse, la peau, dit la mère, était rouge, et suintait un peu. D'elle-même elle établit des pansements humides (nous l'avions, du reste, avertie de la possibilité d'une radiodermite), six jours après la dernière séance.

Actuellement, peau un peu macérée par les pansements avec taffetas, disparition complète de la suppuration.

13 juillet. — Très améliorée, on n'observe qu'un peu de rugosité de la peau.

3e séance. — Bob. 5 H., Sp. 12. 6/10 M-A., R. 8.

20 juillet. — Cicatrice complète, sans trace de points morbides, un peu rouge. Paraît guérie.

OBSERVATION IV

Bacillose papillomateuse développée dans le domaine d'une fistule bacillaire, dans le sillon naso-génien gauche
4 séances. — Guérison

L'enfant P..., 6 ans, est envoyé de la consultation avec le diagnostic de fistule bacillaire, le 24 novembre 1906.

Il y a deux mois, apparaît un bouton dans le sillon naso-génien gauche, à un demi-centimètre environ de la narine.

« Il y a parfois un léger suintement, sans suppuration », dit la mère, sauf cependant depuis que ce bouton a percé, il y a quelques jours, et s'est étendu en descendant vers les lèvres.

En effet, on remarque descendant le long du sillon naso-génien, jusqu'au niveau de l'arcade dentaire, en passant à un centimètre de la commissure des lèvres, une surélévation violette, indurée sur toute sa longueur sur 3 milimètres environ de largeur.

Au niveau du point initial, on voit une fistule qui suppure un peu, sans trajet appréciable, sur fond rouge violacé, et les bords en sont nettement papillomateux, sous une croûte peu épaisse, jaunâtre.

Sur la même ligne, à un centimètre plus bas, au niveau du maxillaire inférieur se voit aussi un noyau qui est induré avec infiltration légère sur un diamètre de 1 centimètre. On trouve un ganglion sous-maxillaire du même côté. Les antécédents personnels de cet enfant ne sont pas en faveur d'une bacillose de l'individu. Il est né à terme ; on l'a nourri au sein pendant les quatre premiers mois, puis au biberon jusqu'à 12 mois, âge où on l'a sevré. Il a marché et parlé de bonne heure (à un an). Il n'a eu qu'une éruption de lichen à 4 ans (diagnostic fait par le Dr Barthélemy, médecin de Saint-Lazare) et une rougeole légère à 5 ans.

Les antécédents héréditaires sont plus instructifs. La mère se dit bien portante ; le père a actuellement de la tuberculose intestinale et tousse beaucoup (il a un frère phtisique). Une sœur de 8 ans est en bonne santé. Le diagnostic de bacillose cutanée est confirmé.

24 novembre 1906. — 1re séance. — M. S., 5 H., Sp 6, R. 8.

1er décembre. — 2e séance. — M. S., 5 H , Sp. 6, R. 8. La suppuration a cessé.

8 décembre. — 3e séance. — M. S., 5 H., Sp. 8, R. 9.

L'induration de toute la lésion a disparu et la papillomatose est affaissée presque complètement. Erythème de radio-dermite.

Ramollissement du point inférieur noyau au niveau du maxillaire inférieur).

22 décembre. — 4e séance. — Malgré une guérison apparente (marquée par la disparition de l'induration et l'affaissement complet de toute la lésion qui ne peut se reconnaître que par la coloration rougeâtre des points traités, on refait une séance de 5 H., M. S., Sp. 8, R. 9.

Revu le 23 décembre 1907. — La cicatrice est blanchâtre et très peu visible, on ne sent plus d'induration. Le ganglion sousmaxillaire n'existe plus.

OBSERVATION V

Bacillose verruqueuse de l'index gauche. — 6 séances. — Guérison.

L'enfant C..., âgée de 3 ans, vient à la consultation le 18 décembre 1906.

Sur la face externe de la phalange de l'index gauche, au niveau de son articulation avec la phalangine quelque peu intéressée elle-même, on remarque une lésion croûteuse de la surface d'une pièce de 50 centimes, qui a débuté le premier mois après la naissance. Cette croûte, peu épaisse, est grisâtre avec fissures, et repose sur une zone rougeâtre indurée et présentant un gonflement qui, à première vue, donnait l'aspect d'un spina ventosa.

Cette lésion fut soignée plusieurs mois par des pointes de galvano-cautère qui ne donnèrent pas grand résultat.

La flexion de la phalangine est difficile à obtenir, mais non douloureuse, il n'y a pas de ganglion.

Cette enfant chétive, élevée au biberon, ne marche que depuis

6 mois. A 9 mois elle eut une bronchite, et une broncho-pneu-
monie à gauche, à deux ans.

Les antécédents héréditaires sont mal donnés par la mère,
qui cependant dit tousser assez souvent et avoir maigri depuis
la naissance de sa fille.

Le docteur Danlos porte le diagnostic de tuberculose verruqueuse.

18 décembre 1906. — *1re séance.* — M. S., 5 II., Sp. 7 8,
R. 8-9.

19 février 1907. — *2e séance.* — M. S., 5 II., Sp. 8, R. 9.

L'enfant n'avait pu revenir avant cette date, ce qui explique
cet intervalle entre ces deux premières séances.

26 février. — Réaction légère dont l'enfant ne se plaint pas.

5 mars. — Affaissement de toute la lésion qui est moins indurée et plus mobile sur les plans sous-jacents.

21 mai. — *3e séance.* — L'enfant vient d'être malade ; dans la
partie inférieure de la lésion primitive apparaît un point qui
desquame facilement et est légèrement surélevé ; l'amélioration
n'est plus aussi nette que celle remarquée le 5 mars. L'induration reparaît. Bob., 5 II., Sp. 12, 6/10 M.-A., R. 8.

8 juin. — *4e séance.* — Quelques dépressions jaunâtres qui res-
semblent à des cicatrices de papilles ont succédé au point précédemment remarqué. Bob., 5 II., Sp. 14, 4/10 M.-A., R. 9.

23 juin. — *5e séance.* — Séance d'attente de 5 minutes. Bob.,
5 II., Sp 13-14, 5/10 M. A., R. 9.

11 juillet. — *6e séance.* — La lésion paraît guérie ; cependant
trois petits points rouges au centre font faire une séance de dix
minutes. Bob., Sp. 13, 5/10 M.-A., R. 9.

Le laboratoire a été fermé pendant le mois d'août et nous
ne revoyons l'enfant que le 18 octobre. Le doigt présente un
aspect normal et est considéré guéri par le Dr Danlos.

L'enfant ne s'en plaint jamais ; il est entièrement indolore,
et la flexion de la phalange sur la phalangine se fait facilement.

La cicatrice est blanchâtre, d'une teinte très peu différente
de la zone environnante; il n'y a aucune démarcation entre la
lésion cicatrisée et la peau saine, seuls quelques points vascu-
laires de la grosseur d'une tête d'épingle en indiquent la localisation primitive.

Le 25 octobre, on fait une séance de précaution de 10 minutes : Bobine Sp. 13, 5/10 M.-A.,R.9.

Observation VI

Tubercule anatomique. — 14 séances
Guérison

G..., 25 ans, externe des hôpitaux de Paris, est mis en traitement par les rayons X le 23 février 1907, pour un tubercule
anatomique du médius gauche, 3' phalange, intéressant la
matrice de l'ongle.

L'infection remonte en février 1906, et s'est faite au cours
d'une autopsie, à l'hôpital Saint-Antoine, d'un sujet tuberculeux.

Ce tubercule a la surface d'une pièce de 20 centimes en ar-
gent, une surélévation de 4 millimètres environ et induré.

Jusqu'à ce jour il n'y a aucun traitement.

Pas d'engorgement ganglionnaire, ni de lymphangite.

23 février 1907. — *1re séance.* — Bobine : 5 H — Sp. 14 —
5/10 M.-A., R.9.

2 mars. - *2' séance.* — Bob. 5 H — Sp. 14 — 5/10 M.-A ,
R.9.

9 mars. — *3e séance.* — Bob. 5 H — Sp. 14 — 5/10 M.-A.,
R.9.

16 mars. — Légère tuméfaction limitée à la zone irradiée

avec érythème très prononcé des bordures sans douleur aucune.

13 mars. — 4ᵉ séance. — Bob. 5 H — Sp. 13 — 5-6/10 M.-A. R 9.

4 avril. — 5ᵉ séance — Bob. 5 H — Sp. 12 — 6/10 M.-A., R. 8. La lésion a toujours le même aspect, mais elle est moins dure et affaissée.

18 avril. — 6ᵉ séance. — Bob. 5 H — Sp. 13 — 5-6/10 M.A., R.9.

25 avril. — 7ᵉ séance. — Bob. 5 H — Sp.15 — 4/10 M -A., R. 9-10.

2 mai. — Réaction 4 jours après la dernière séance exulcération sans douleur ; nous ferons remarquer que cette radiodermite est limitée exactement à la lésion qui était toujours restée cornée malgré son affaissement.

Pansements humides dès le début.

16 mai. — Amélioration très marquée; affaissement de moitié. Induration de moins en moins prononcée.

— 8ᵉ séance. — Bob. 5 H — Sp. 14 — 4-5/10 M.-A., R.9.

23 mai. — 9ᵉ séance. — Bob. 5 H — Sp. 14 — 4-5/10 M.-A., R. 9.

1ᵉʳ juin. — 10ᵉ séance. — Bob. 5 H - Sp. 14 — 4-5/10 M.-A., R. 9.

8 juin. — 11ᵉ séance. — Bob. 5 H — Sp. 13 — 5-6/10 M.-A., R.9.

L'affaissement est presque complet.

18 juin. — 12ᵉ séance. — Bob. 5 H — Sp. 13 — 5-6/10 M -A , R.6-8.

27 juin. — 13ᵉ séance. — Guérison apparente, rougeur de la cicatrice, point médian rugueux.

Bob. 5 B — Sp. 14 — 4-5/10 M.-A., R 9.

11 juillet — 14ᵉ séance. — Bob. 5 H — Sp. 14.— 4-5/10. M-A. R 9. Séance de précaution, car la cicatrice est beaucoup plus blanche, très peu apparente.

Revu le 29 avril 1908. — La cicatrice est telle qu'il est impossible à ceux qui n'ont pas connu la lésion primitive, de la localiser actuellement.

OBSERVATION VII

Bacillose verruqueuse du médius gauche. — 7 séances. — Guérison

M..., Julie, 27 ans, n'a ni antécédents héréditaires ni antécédents personnels.

Cependant elle a eu 2 enfants morts, dit-elle, de tuberculose pulmonaire, contagionnés par le père, qui tousse été comme hiver (hémoptysie il y a 4 ans) avec lequel elle vit depuis 6 ans.

Le 31 mai 1907 elle se présente à la consultation pour une lésion du médius gauche.

Au niveau de l'articulation de la 2ᵉ phalange avec la 3ᵉ, sur la face dorsale du doigt, on remarque une lésion d'aspect verruqueux (quand on a arraché une croûte assez épaisse et sèche) parsemée de nombreux pertuis; cette lésion peu indurée s'étend sur toute la largeur du doigt et sur une longueur de 2 centimètres ; il n'y a pas de ganglion.

Le début remonte à 3 ans, cette malade se pique à la machine et « croit s'être infectée à ce moment en lavant le linge de son mari», dit-elle.

31 mai 1907. — 1ʳᵉ *séance.* — Bobine Sp. 10 — 7/10. M.-A R. 7.

L'irradiation a donc été faite avec des rayons de pénétration moyenne et a duré 4 minutes après l'obtention de la teinte B (6 H environ).

6 juin. — Radiodermite. Erythème et douleurs assez fortes.

21 juin. — 2ᵉ *séance.* — Bob. 5 H. Sp. 13. 5-6/10, M.-A. R. 8-9.

5 juillet. — *3ᵉ séance.* - Bob. 5 H.Sp. 13. 5-6/10, M.-A.R.8 9.

19 juillet. — *4ᵉ séance.* — Bob. 5 H.Sp. 15 — 4/10, M.-A R. 9-10.

L'affaissement est presque complet.

Le laboratoire est fermé en août et la malade revient le

6 septembre. — L'amélioration s'est maintenue : encore un peu d'épaisseur de l'épiderme avec un point rugueux au niveau des plis articulaires. L'induration n'existe plus.

5ᵉ séance — Mach. stat, 5 H. Sp. 8. — R. 8-9.

26 septembre. — *6ᵉ séance.* — Mach. stat. 5 H. Sp 8. — R. 8-9.

Le point rugueux existe toujours.

4 octobre. — *7ᵉ séance.* — Bob. 4 H. Sp. 14. 5/10 M.A.R. 9.

18 octobre. — Paraît complètement guérie.

Revue le 15 mai 1908. — La cicatrice est très souple et devenue plus blanche avec 2 points de télangiectasie.

Observation VIII

Bacillose verruqueuse du dos de la main gauche. — 4 séances. Amélioration

C..., 40 ans, cordonnier, est examiné le 15 juin 1907. Il ne se connaît aucun antécédent héréditaire; mais à l'âge de 25 ans, il a été soigné à l'Hôtel-Dieu pour une laryngite tuberculeuse; depuis il a la voix voilée et tousse continuellement.

Il y a dix ans, il a eu sur le dos de la main gauche un point rouge qui s'étend assez vivement, mais tout en se cicatrisant par le centre.

Actuellement. — On remarque une lésion ovale de 7 centimètres de grand axe transversal sur 6. Cette zone est rouge violacée, bordée par un gros bourrelet discontinu de tuberculose

verruqueuse, avec verrucosités grisâtres assez fines, cornées ; il
s'étend de l'articulation métacarpo-phalangienne du 1ᵉʳ, descend
le long du bord externe du dos de la main, sur une largeur d'un
centimètre, passe sur les 2ᵉ et 3ᵉ phalanges ayant 2 et 3 centimètres de largeur et recouvre ainsi les articulations métacarpo-
phalangiennes correspondantes, passe sur la 4ᵉ articulation et
tourne en dehors du 5ᵉ métacarpien pour descendre transversalement au niveau de la partie médiane des 4ᵉ et 3ᵉ métacarpiens.
Au centre, points cicatriciels par régression spontanée.

Vers la partie médiane du 2ᵉ espace interosseux, point isolé
d'une surface équivalente à celle d'une pièce de 50 centimes, et
présentant les mêmes caractères comme lésion.

Fissures profondes, et la pression fait sourdre des goutte-
lettes de pus par de nombreux pertuis.

Pas de ganglions.

14 juin 1907. — *1ʳᵉ séance* — 5 H. M. S. — Sp. 8. — R. 9.

21 juin 1907. — *2ᵉ séance* — 5 H. M. S. — Sp. 7. — R. 8-9.

28 juin. — Réaction légère se traduisant par un érythème.

5 juillet. — *3ᵉ séance.* — 5 H. M. S. — Sp. 9. — R. 9. On remarque un affaissement de la région interne.

12 juillet. — Réaction avec quelques douleurs sur toute la lésion, sauf sur le bord radial, qui n'a été irradié que par des
rayons obliques.

19 juillet. — Cicatrisation de cette radiodermite érosive. Au
niveau du bord radial et de l'articulation métacarpo-phalangienne du 2ᵉ, il reste des points verruqueux encore surélevés.

4 octobre. — Nous n'avons pas revu ce malade avant cette
date, et nous retrouvons la lésion dans le même état d'amélioration. Les irradiations ayant été faites avec un cylindre localisateur de 8 centimètres de diamètre, seules les zones se trouvant le plus près du centre ont été cicatrisées, et les bourrelets
modifiés seulement dans leur partie la plus interne. (Actions de
rayons d'intensité par trop décroissante.)

Nous irradions à part les points qui subsistent tous en bor-

dure : sur une ligne qui va de la 3e à la 4e articulation métacarpo-phalangienne et sur le bord radial du dos de la main, la lésion n'ayant plus qu'un demi-centimètre de large.

4e séance. — 5 II. M. S. — Sp. 8. — R. 9 sur le bord radial.

Le malade ne revient que le 30 avril 1908. Tous les points cicatrisés lors de la dernière séance sont restés tels ; de même les
points encore verruqueux n'ont pas changé d'aspect, et sont localisés en bordure : ce qui vient confirmer l'emploi d'un cylindre localisateur d'un diamètre maximum de 6 centimètres.

Le malade est remis en traitement.

OBSERVATION IX

Bacillose végétante du nez. — 5 séances.— Affaissement complet
des manifestations papillaires.

L... Berthe, 7 ans 1/2, se présente à la consultation du
25 juillet 1907 pour un lupus du nez.

Pas d'antécédent héréditaire connu.

Quoique toujours délicate, l'enfant s'est bien élevée; mais elle
tousse toujours un peu, et n'a pas d'appétit.

Cette lésion date de 4 mois; début par un bouton sur l'aile
gauche du nez, et extension assez rapide.

Actuellement. — La narine gauche est obstruée par une
énorme croûte jaunâtre qui empiète sur l'aile, sur une hauteur
de 1 centimètre et dépasse la ligne médiane. Un pansement à la
vaseline permet de détacher cette croûte ; on voit alors une végétation épaisse jaunâtre, en chou-fleur, qui suppure très facilement, et saigne un peu.

25 juillet 1907. — *1re séance.* — M. S. — 6 H. — Sp. 8 —
P. 9.

(L'épaisseur de la lésion est telle, que nous laissons l'irradia-

tion se poursuivre 3 minutes après l'obtention de la teinte B,
ce qui nous fait marquer 6 H., l'ampoule donnant 5 H. en
15 minutes)

Le service est fermé pendant tout le mois d'août, et nous ne
revoyons la malade que *le 6 octobre.*

Il n'y a pas eu de radiodermite, la lésion est très affaissée, la
suppuration a cessé 8 jours après la 1re séance. On remarque
une échancrure de la narine à 1/2 centimètre de l'extrémité
nasale, de 3 millim. de largeur sur 1/2 cent. de profondeur; autour de cette échancrure apparaissent 4 nodules lupiques.

2e séance. — Bob. 5 H. — Sp. 13-14. — 5/10 M.-A. R. 9, localisée à la zone de l'échancrure et comprenant les nodules apparents.

19 octobre. — *3e séance.* — Léger érythème, l'échancrure est
moins profonde. — Bob. 5 H. — Sp. 12-13. — 6/10 M.-A.
— R. 9.

26 octobre. — *4e séance.* — M S. 5 H. — Sp. 8. — R. 9 sur le
même point.

10 novembre. — *5e séance.* — M. S. 5 H. — Sp. 7. —
R. 8-9.

Depuis cette dernière séance, nous n'avons pas revu la malade. Mais cette observation montre que les manifestations papillaires se sont affaissées dès la 1re séance en même temps que
la suppuration cessait.

Si nous avions pu continuer le traitement, nous aurions fait
sur les nodules lupiques des pointes de galvano cautère ou des
étincelles courtes de haute fréquence, comme nous l'avons conseillé.

OBSERVATION X

*Tuberculose papillomateuse du poignet droit. — Faces dorsale
et palmaire. — 15 séances. — Guérison presque complète.*

D..., 33 ans, garçon boucher, est examiné par le docteur
Danlos à la consultation du 9 septembre 1907.

Pas d'antécédents.

Début il y a deux ans, au niveau de l'articulation métacarpo-
carpienne du 1er à droite, par un bouton ressemblant à une
« verrue ».

Le malade ne s'en occupe d'abord pas, puis la suppuration
s'établissant, il fait des applications diverses. La lésion s'étend
de ce point en cercle sur la face palmaire et sur la face dorsale,
tout en se cicatrisant en son centre.

Cette zone centrale finit par suppurer avec formation d'une
croûte épaisse qui, lorsqu'elle tombait mettait à découvert « des
bouts de chair comme des verrues », suivant l'expression du
malade.

La lésion s'étend pour prendre l'aspect actuel, ne donnant
qu'une sensation de gène dans les mouvements de flexion ou
d'extension de la main. — Pas de ganglion.

Actuellement. — Une croûte épaisse recouvre les bords de la
lésion qui forment un bracelet presque complet au niveau de
l'articulation radio-carpienne.

Elle part de l'apophyse styloïde du cubitus, s'étendant sur le
dos de la main sur une surface d'une pièce de cinq francs environ, se continuant transversalement par une zone rouge violacé indurée (parsemée de points végétants d'où la pression fait
sourdre du pus), jusqu'au bord radial, où elle s'étend sur 4 centimètres de hauteur, entre l'apophyse styloïde du radius et la
partie médiane du premier métacarpien; de là, elle contourne
le bord radial de l'avant-bras, qu'elle recouvre sur trois centi-

5

mètres de largeur, s'arrêtant à deux centimètres, du bord cubital.

Zone cicatricielle au niveau de l'articulation métacarpocarpienne du premier, avec nodules indurés.

Les bords sont surélevés, verruqueux, avec prédominance de cette verrucosité sur plusieurs points qui, seuls, suppurent un peu et sont recouverts d'une croûte épaisse. Petits ganglions axillaires, pas de traînée de lymphangite.

Nous faisons les irradiations en divisant cette lésion en trois zones : la face dorsale, la face palmaire et le bord radical (artic. du premier métacarpien).

FACE PALMAIRE. — *9 septembre.* — *1re séance.* — M. S., 5 H. — Sp. 8. — R. 9.

16 septembre. — Erythème de radiodermite.

7 octobre. — *2e séance.* — M. S., 5 H. — Sp. 7-8 — R. 8-9. La suppuration a cessé.

11 novembre. — *3e séance.* — M. S., 5 H. — Sp. 7-8. — R. 8-9. L'affaissement est complet dans la moitié externe.

18 novembre. — *4e séance.* — M. S., 5 H. — Sp. 8. — R. 9 sur la moitié interne.

16 décembre. — *5e séance.* — M. S., 5 H. — Sp. 8. — R. 9.

La cicatrisation de cette zone est presque complète, reste quelques points rouges saillants encore indurés.

FACE DORSALE. — *16 septembre.* — *1re séance.* — M S., 5 H. — Sp. 8. — R. 9.

30 septembre. — Affaissement sur la partie externe.

14 octobre. — *2e séance.* — Bob. 5 H. — Sp. 14. 5/10 M.-A. — R. 9. Sur la partie interne, moins améliorée.

4 novembre. — *3e séance.* — Bob. 5 H. — Sp. 14. — 5/10 M.-A. — R. 9. Sur la partie interne.

25 novembre. — Affaissement presque complet.

9 décembre. — *4e séance.* — M. S., 5 H. — Sp 8. — R. 9.

27 janvier 1908. — *5e séance.* — M.S., 5 H. — Sp. 8. — R. 9.

Cicatrice rugueuse avec légère induration de toute cette zone dorsale.

ARTICULATION DU POUCE. — *30 septembre.* — *1re séance.* — M. S. — Sp. 8. — R. 9.

7 octobre. — Réaction érythématheuse.

28 octobre. — *2e séance.* — M. S. — Sp. 7 ; en fin de séance Sp. 4 (L'ampoule mollissant l'irradiation dure 8 minutes).

4 novembre. — *3e séance.* — Bob. 5 H. — Sp. 14. — 5/10 M.-A. — R. 9.

11 novembre. — Affaissement de toute la bordure.

23 décembre. — *4e séance.* — Bob. 5 H. — Sp. 13. — 5.6/10 M.-A. — R. 8. 9

Desquamation en bordure, affaissement presque complet.

10 février 1908. — *5e séance.* — M.-S. 5 H. — Sp. 7. — R. 8 9.

9 mars. — *6e séance.* — M.-S 5. A. — Sp. 7. — R. 8.9.

La cicatrisation des bords est complète ; au centre, il reste un point nodulaire induré sans caractère spécial.

Après ces irradiations en bordure, il restait des points indurés surélevés sur lesquels nous avons fait des étincelles courtes de haute fréquence.

Le 9 mars, l'aspect de la lésion est le suivant : Cicatrice blanche avec en bordure des points jaunâtres sans surélévation et sans induration, qui se décolorent de plus en plus ; quelques points de télangiectasie. Induration légère de toute la zone raitée.

OBSERVATION XI

Bacillose papillomateuse du dos de la main avec exulcération. — 4 séances. — Guérison.

L. ., âgée de 37 ans, est envoyée de chirurgie à la consultation du Dr Danlos le 22 octobre 1907.

Pendant 7 semaines elle vient d'être soignée en chirurgie par des pansements humides pour une lésion du dos de la main droite, sans amélioration, la lésion au contraire s'étendant de plus en plus.

Le début remonte à 3 mois; elle se fit une égratignure le jour de la mort de son mari, dont elle n'a pas connu la maladie; on apprend seulement qu'il avait maigri assez vivement dans les derniers temps.

En ville un docteur lui fait dès le début des cautérisations au galvano-cautère, puis elle est soignée à la consultation de chirurgie de l'hôpital Saint-Louis.

Actuellement. — *22 octobre.* — Lésion s'étendant du bord radial du 2ᵉ métacarpien au bord externe du 5ᵉ, des articulations métacarpo-carpiennes aux métacarpo-phalangiennes ayant 8 centimètres sur 5.

En bordure bourrelet épais de 2 à 3 millimètres formé par des papilles petites, recouvertes d'une croûte jaunâtre. On fait sourdre du pus à la pression; dans la zone centrale, petites exulcérations très rapprochées, et au niveau du 2ᵉ espace interosseux 1/3 supérieur, ulcération à bords nettement découpés et végétants, avec suppuration assez abondante.

La zone environnante est violette et ne présente pas d'induration.

Pas de ganglion. Sensation par instants de « grouillements de vers ».

Le Dʳ Danlos fait le diagnostic de tuberculose cutanée, et la malade est soumise au traitement radiothérapique.

22 octobre 1907. — *Iʳᵉ séance.* — 5 H. — M. S — Sp. 8. — R. 9.

5 novembre. — *2ᵉ séance.* — M. S. — 5 H. — Sp. 9. — R. 9.

12 novembre. — Réaction douloureuse pendant trois jours; la lésion est affaissée surtout sur le bord cubital; la suppuration est disparue et la malade ne ressent plus cette sensation de « grouillements ».

19 novembre. — *3ᵉ séance.* — Bob. 5 II. — Sp. 14. — 5/10 M -A. — R.9 sur le bord radial.

7 décembre. — *4ᵉ séance.* — 5 II. — Sp. 8. — R. 9, au même point qui est très amélioré ; l'affaissement est presque complet.

9 janvier 1908. — La lésion paraît complètement guérie ; la malade nous dit avoir eu une sensation de chaleur 8 jours après la dernière séance (Réaction probable).

La peau est lisse sur toute l'étendue de la lésion, rouge violacé et parsemée de petits points non saillants d'un rouge plus vif. (Vestiges de papilles.)

Il n'y a pas d'induration et cette zone est très souple

15 février 1908. — La peau est moins rouge avec atrophie légère, quoique cependant sans démarcation avec la peau saine.

Elle se plisse facilement à arêtes vives, donnant l'aspect d'une peau sèche.

Les cicatrices des papilles sont brunes.

30 mars. — Cicatrice lisse, brillante, on ne remarque plus de points brunâtres.

15 juin. — La peau cicatricielle prend de plus en plus l'aspect de peau normale.

Observation XII

Tuberculose végétante du nez. — *6 séances.* — *Guérison*

H..., âgée de 25 ans, est passée à la salle Biett, le 25 octobre 1907, du service du Dʳ Hallopeau, où elle vient d'être soignée pendant 9 mois par des scarifications avec applications de permanganate de potasse tous les 8 jours, puis par des pointes de galvano-cautère.

Elle n'a aucun antécédent.

Il y a 9 ans, au niveau du sillon génio-labial gauche, apparaît un bouton qui s'ulcère profondément, soigné par le Dr Halloppeau ; il reste une cicatrice chéloïdienne avec deux nodules lupiques.

A ce moment la malade dit s'être grattée jusqu'au sang l'aile droite du nez qui peu après devenait malade.

Actuellement. — L'aile droite du nez est presque entièrement recouverte par une croûte, épaisse surtout à l'extrémité nasale.

On fait tomber cette croûte par des pansements humides et l'on voit les bords de cette aile déchiquetés, papillomateux sur une surface d'une pièce de 1 franc. Elle est de plus échancrée à 3 mill. de l'extrémité nasale triangulairement, sur 1/2 cent. de base et 5 millimètres de profondeur. Cette échancrure correspondrait au point traité par l'igni-puncture.

La muqueuse de la cloison est atteinte sur 1 centimètre environ de haut. La suppuration est abondante.

26 octobre 1907. — *1re séance*. — M. S. — 5 H. — Sp. 7-8. — R. 8-9.

4 novembre. — *2e séance*. — M. S. — 5 H. — Sp 8. — R. 9.

9 novembre. — Erythème léger avec sensation de chaleur.

16 novembre. — Cuisson de la lésion quand on retire les pansements humides. Desquamation en bordure, papilles plus sèches, mieux détachées, suppuration presque complètement disparue.

23 novembre — *3e séance*. — M. S. — 5 H. — Sp. 7 — R. 8-9.

30 novembre. — Cicatrisation des bords de l'échancrure qui se rétrécit. Desquamation en bordure.

7 décembre. — *4e séance*. — M. S. — 5 H. — Sp. 7. — R. 8-9.

Affaissement des papilles. Cicatrisation complète de l'échancrure.

21 décembre. — On ne remarque plus que 3 nodules lupiques

sur le bord de la narine près du sillon naso-génien, en haut et
en dedans de l'échancrure.

Nous faisons sur ces points des scarifications suivies d'une
irradiation.

5e séance. — M. S. — 5 H. — Sp 8. — R. 9.

15 janvier. — 6e séance. — Id. — après scarifications.

6 février. — 7e séance. — Bob. 5 H — Sp. 14 5/10. M.-A.
— R. 9, sur une guérison apparente.

Revue le 6 juin. — La guérison se maintient, on ne trouve
pas dans la cicatrice de nodule.

OBSERVATION XIII

Bacillose verruqueuse du dos de la main. — 10 séances. —
Grande amélioration

H... 41 ans, boucher, vient consulter le 13 février 1908.

Il y a deux ans, sur l'articulation métacarpo-phalangienne
du médius droit, apparaît un bouton rouge, dur. Le malade
dit à ce moment avoir reçu un coup à ce niveau, pendant
qu'il travaillait aux abattoirs sur des bêtes malsaines. (Il ne
se rappelle pas cependant qu'il y ait eu éraflure.)

Depuis, ce bouton grossit malgré l'application de différentes pommades et prend l'aspect actuel.

Lésion ovale de 3 centimètres de long sur 2 centimètres de
large dont le centre se trouve sur la tête de la phalange du
médius. Elle est recouverte d'un placard épais de 2 millimètres, plâtreux, adhérent au centre, soulevé sur les bords.
Fissures très superficielles.

Si on essaye de détacher cette plaque, on met à nu des
papilles coniques saignant très facilement.

Le tout repose sur une zone violacée, indurée profondément ; cette induration est une gêne pour les mouvements
de flexion du doigt.

La pression ne fait pas sourdre de pus, il existe cependant de petits pertuis transperçant complètement le placard crustacé.

Rien dans les antécédents héréditaires. N'a jamais été malade, mais tousse tous les hivers, sans cependant avoir remarqué le moindre amaigrissement depuis 20 ans au moins.

13 février. — *1re séance.* — Bobine 5 H. - Sp. 14. — 5/10 M.-A. — R. 9.

21 février. — *2e séance.* — Bob. 5 H. — Sp. 14. — 5/10 M.-A. — R. 9.

2 mars. — *3e séance.* — Bob. 5 H. — Sp. 12. — 5-6/10. M.-A. — R. 8. 6.

16 mars. — *4e séance.* — Bob. 5 H. — Sp. 13. — 5/10 M.-A. – R. 9.

La lésion vient d'être légèrement exulcérée après la séance du 2 mars, avec douleurs se traduisant par des picotements. La cicatrisation est complète, sauf en son centre.

Sous la croûte très mince qui s'est reformée, on ne trouve plus trace de pertuis ou de papilles. Mais l'induration persiste, et ce fait a été l'indication de cette séance.

23 mars — *5e séance* — Bob. 5 H. - Sp. 16 — 4/10 M.-A. — R. 9.

30 mars. — *6e séance.* — Bob. 5 H. — Sp. 14   5/10 M.-A. — R. 9.

6 avril. — *7e séance* — Bob. 5 H. — Sp. 17. - 2-3/10 M.-A. — R 10.

Une couche cornée très dure recouvre toute la lésion malgré des pansements humides permanents. Soulevée sur les bords, il est impossible de la détacher.

13 avril. — *8e séance.* — Bob. 5 H. — Sp. 14. — 5/10 M.-A — R. 9.

20 avril. — Affaissement presque complet, induration bien diminuée. Pas de séance.

4 juin — *9e séance.* — Bob 5 H. — Sp. 14. — 5/10 M.-A. R. 9.

11 juin — *10ᵉ séance* — Bob. 5 H. — Sp. 12. — 6/10 M.-A.
R. 8-9.

L'induration sous-jacente est nulle.

La lésion est lisse, bien cicatrisée, mais les bords desquament encore. Nous continuons le traitement.

OBSERVATION XIV

Bacillose verruqueuse du pouce gauche. - 8 séances. — Guérison apparente

La nommée B. . 45 ans, est envoyée à la salle Biett, le 21 février 1908, pour y suivre le traitement radiothérapique pour une tuberculose verruqueuse de la face dorsale du pouce gauche.

Elle ne se connaît pas d'antécédent héréditaire; elle-même n'a jamais été malade, mais elle a eu un mari mort il y a 13 ans à l'âge de 37 ans, d'un chaud et froid, depuis 7 ans toussant tous les hivers après avoir contracté une bronchite.

Il y a 10 mois, elle perd une fille de 25 ans qui, après une congestion pulmonaire à l'âge de 21 ans, avait une rechute tous les hivers, l'obligeant de garder le lit ; en janvier 1907 seulement elle commença à tousser avec expectoration abondante, suivie bientôt d'un amaigrissement assez brusque, et le 20 avril 1908 elle meurt dans une profonde cachexie.

Deux mois après la mort de sa fille, la malade remarque l'apparition d'un bouton avec pustule blanchâtre au niveau de l'articulation métacarpo-phalangienne du pouce gauche.

Cette malade attribue elle-même ce bouton à une piqûre qu'elle se fit avec une brosse en chiendent en lavant les mouchoirs de sa fille lors de sa dernière rechute

Elle fut soignée pendant 3 mois par des pointes de feu

des applications de teinture d'iode, et de différentes pommades
qui n'entravèrent pas l'extension de la lésion.

Actuellement. — Placard jaunâtre de la surface d'une pièce de
5o centimes surélevé et entouré d'une zone rouge violacée très
indurée.

Fissures très rapprochées sans suppuration. En essayant d'ar-
racher ce placard on met à découvert des papilles rosées qui sai-
gnent très facilement.

Lésion indolore. Pas de ganglion.

21 février 1908. — *1ʳᵉ séance.* — Bob. 5 H. — Sp 13. —
5-6/10 M.-A.— R. 8.

29 février 1908. — *2ᵉ séance.* — Bob. 5 H. — Sp. 15. —
4/10 M.-A. — R. 9.

7 mars 1908. — *3ᵉ séance.* — Bob. 5 H. — Sp. 14. —
5/10 M.-A. — R. 9.

14 mars. — Erythème prononcé sans douleur, pas de séance.

21 mars. — *4ᵉ séance.* — Bob. 5 H. — Sp. 12. — 6/10 M.-A.
— R 8

La lésion est très affaissée, moins dure ; on ne remarque des
fissures qu'au centre.

28 mars. — *5ᵉ séance.* — Bob. 5 H. — Sp. 15. — 4/10 M.-A.
— R. 9.

9 avril. — *6ᵉ séance.* — Bob. 5 H. — Sp. 14. — 5/10 M.-A.
— R. 9.

25 avril. — *7ᵉ séance.* — Bob. 5. H. — Sp. 12. — 6/10 M.-A.
— R. 8.

La lésion paraît guérie en bordure, le centre seul est encore
dur.

2 mai. — *8ᵉ séance.* — Bob. 5 H. — Sp. 14. — 5/10 M.-A. —
R. 9. Localisée en ce point central La cicatrice est rugueuse,
avec quelques points rouges, vestiges de papilles.

Revue le 6 juin. — Rugosité presque entièrement disparue.
Pas d'induration, les mouvements de flexion de la phalange se
font très facilement.

Cette malade, qui est maîtresse de piano, n'a jamais été gênée dans sa profession pendant toute la durée de ce traitement.

OBSERVATION XV

Bacillose papillomateuse du nez. — 3 séances. — Amélioration.

D... 15 ans 1/2, entre à la salle Biett le 22 février 1908, pour un lupus végétant du nez.

Le père est mort il y a trois ans 1/2, sans doute de tuberculose. La mère est bacillaire.

Elle s'est élevée difficilement, toujours maladive. C'est une enfant maigre, hébétée, mais elle ne présente aucun signe de tuberculose pulmonaire.

Début il y a 13 mois. Actuellement une croûte épaisse recouvre l'aile droite du nez obstruant la narine. On applique des pansements humides qui font voir les bords de l'aile végétants et fissurés profondément. La suppuration est abondante.

23 février 1908. — 1re séance. — Bob. 5 H. - Sp. 15. — 4/10 M.-A. — R. 8.

7 mars. — Après une radiodermite peu douloureuse, ne s'étant manifestée que par un érythème 8 jours après la 1re séance, la hauteur des végétations est diminuée de moitié.

22 mars. — 2e séance. — Bob. 5 H. — Sp. 12. — 6/10 M. A. — R. 8. La suppuration n'existe plus. Les pansements humides ont donné un peu d'eczématisation du nez avec petites pustules.

6 avril. — 3e séance. — Bob. 5 H. — Sp. 14. 5/10 M.-A. — R. 9.

L'aspect papillomateux a complètement disparu. Dans la cicatrice apparaissent quelques nodules lupiques.

Nous n'avons plus revu cette malade.

OBSERVATION XVI

*Bacillose papillomateuse ulcérée du dos de la main gauche. —
11 séances. — En voie de guérison.*

Le 26 février 1908. L .., 42 ans, employé à la Compagnie du
gaz, vient à la consultation.

On n'obtient aucun renseignement sur ses antécédents ; mais
c'est un tuberculeux avéré

La lésion qu'il porte date d'il y a un an environ. A ce moment, dans la paume de la main gauche, au niveau de l'articulation métacarpo-phalangienne de l'annulaire, il aurait eu une
fistule avec suppuration (actuellement complètement cicatrisée),
qui entravait les mouvements de flexion de ce doigt. Puis la
suppuration apparaît sans grosseur préalable entre les 4ᵉ et 5ᵉ
articulations métacarpo-phalangiennes ; de là elle gagne le dos
de la main laissant une cicatrice chéloïdienne sur ce trajet.

Actuellement. — Lésion s'étendant obliquement sur le dos de
la main, de la base du 4ᵉ métacarpien à l'extrémité supérieure
du 3ᵉ.

Exulcération creuse à bords surélevés formant des bourrelets
rouges taillés à pic par endroits, décollés en plusieurs points;
elle s'étend sur 4 centimètres de long sur 1 de large, sur une
zone violacée avec pertuis et petites exulcérations.

Dans l'ulcération centrale se remarquent des papilles rosées,
fines au milieu de la suppuration.

L'annulaire est atrophié, la flexion des doigts ne se fait qu'in-
complètement.

Il n'y a pas de ganglion.

L'examen radioscopique ne permet pas de voir une lésion du
squelette.

26 février 1908. -- 1ʳᵉ séance. — Bob. 5 H. — Sp. 15. —
4/10. M -A. R. 9.

4 mars. — *2ᵉ séance.* — Bob. 5 H. — Sp. 14 — 4/10. M.-A.
— R. 9.

En fin de séance, l'ampoule dans les 4 dernières minutes donnait Sp. 6. — 1 M. A. — R. 4.

11 mars. — *3ᵉ séance* — Bob. 5. H.— Sp. 12.— 6/10 M.-A.
— R. 8.

L'affaissement des bords végétants commence ; la suppuration a diminué ; la dernière séance a produit un érythème foncé, mais il n'y a pas de douleur.

18 mars.— *4ᵉ séance.*— Bob 5 H.— Sp. 12. — 6/10 M.-A. —
R. 8

25 mars. — *5ᵉ séance.*— Bob. 5 II — Sp. 16. — 3/10 M -A.
— R. 9-10

2 avril — *6ᵉ séance.* — Bob. 5 H. — Sp. 14.— 4/10 M -A.—
R. 9.

16 avril. - Les bords seuls restent affaissés ; l'ulcération ne change pas d'aspect ; cependant le fond paraissant atone, nous ne faisons pas de séance.

26 avril.— *7ᵉ séance.* — Bob. 5 H.— Sp 15. - 4/10 M -A. —
R. 9.

La plaie est plus colorée.

13 mai.— *8ᵉ séance.*— Bob. 5 H. — Sp. 13.— 5-6/10 M. A. —
R. 9.

Il n'y a plus de décollement des bords et l'ulcération se comble.

20 mai. — *9ᵉ séance.* — Bob. 5 H — Sp. 12. — 6/10 M.-A —
R. 8.

4 juin. *10ᵉ séance.* — Bob. — 5, H. — Sp. 13. —
5-6/10 M.-A. — R. 8.-9.

L'ulcération médiane ne mesure plus que 1 centimètre de long sur 3 millimètres de large La zone environnante n'est plus parsemée de pertuis et d'exulcération ; la peau a une coloration normale.

Les bords sont affaissés, mais encore un peu surélevés, non décollés.

La lésion est en très bonne voie de guérison.

De plus les mouvements de flexion sont beaucoup plus faciles et moins limités sans provoquer de douleurs.

OBSERVATION XVII

Bacillose verruqueuse du bord radial de la main gauche
7 séances. — Guérison presque complète

E..., 26 ans, est envoyé au laboratoire de la consultation, le 15 mars 1908.

Il présente une bacillose verruqueuse au niveau de l'articulation métacarpo-carpienne du 1er d'un bord, jusqu'à l'apophyse styloïde du radius de l'autre, sur une surface de 4 centimètres de diamètre.

Le centre est cicatrisé sur une surface d'une pièce de 50 centimes; tout autour de cette surface, bords verruqueux surélevés de 3 $^{m/m}$ avec fissures profondes. La pression ne fait pas sourdre de pus entre les éléments verruqueux; cependant on remarque par endroits un placard crustacé assez épais. L'induration sous-jacente est assez profonde.

Les antécédents héréditaires sont nuls, mais il tousse depuis l'âge de 14 ans été comme hiver. C'est un tuberculeux du 2e degré.

Cette lésion a débuté il y a 18 mois. On a fait des applications de teinture d'iode et d'eau salée.

15 mars 1908 — *1re séance.* — Bob. 5 H. — Sp. 14. — 5/10 M.-A. — R. 9.

22 mars — *3e séance* — Bob. 5 H. Sp. 13 — 5-6/10 M.-A — R. 8.9.

3 mars. — 3 séance. - Bob. 5 H. — Sp. 12. — 6/10 M.-A. — R. 8.

4 avril. - 4e séance. — Bob 5 H. — Sp. 15. — 4/10 M.-A. — R. 9.

11 avril. — Réaction légère, douloureuse.

25 avril. — 5ᵉ *séance.* — Bob. 5 H. — Sp. 14. — 5/10 M.-A. — R. 9

Il n'y a plus de suppuration, les bords sont affaissés.

12 mai. — 6ᵉ *séance* — Bob. 5 H. — Sp. 12. — 6/10 M.-A. — R. 8 : sur la bordure empiétant sur le dos de la main, où la verrucosité est plus marquée que sur le restant du pourtour qui est affaissé.

5 juin. — 7ᵉ *séance.* — Bob. 5 H. — Sp. 12. — 6/10 M.-A. — R 8 L'affaissement est complet sur toute la bordure.

Cicatrice un peu rugueuse sur deux points de la bordure.

OBSERVATION XVIII

Bacillose verruqueuse du dos de la main droite. — 9 séances. — Guérison presque complète

P..., 60 ans, tourneur sur bois, est vu à la consultation externe le 15 mars 1908.

Il est porteur sur le dos de la main droite d'une lésion qui a commencé il y a deux ans et demi environ au niveau de l'extrémité inférieure du cubitus (cicatrisation spontanée il y a un an).

Actuellement. — Sur une zone rougeâtre qui recouvre tout le dos de la main, avec desquamation fine et quelques pustulettes formant par endroit de petites exulcérations ; on remarque deux points où prédominent les formations papillaires avec petits pertuis d'où l'on fait sourdre du pus par faible pression. L'un, de la surface d'une pièce de 5 fr., au niveau de l'artirculation métacarpo-phalangienne du médius ; l'autre, de la surface d'une pièce de 1 fr sur le bord cubital à l'extrémité inférieure du 5ᵉ métacarpien.

Le malade dit n'avoir aucun antécédent ; il n'accuse que la

syphilis à 20 ans, cependant c'est un homme amaigri, se fatiguant facilement; l'auscultation ne donne pas de renseignements certains.

Pas de ganglions.

16 mars. — *1ʳᵉ séance.* — Bob. 5 H. — Sp.9. — 7/10 M.-A. — R. 7-8.

30 mars. — *2ᵉ séance.* — Bob. 5 H. — Sp. 12 — 5-6/10 M.-A. — R. 8.

6 avril. — *3ᵉ séance.* — Bob. 5 H. — Sp. 14. — 5/10 M.-A. — R.-9.

13 avril. — *4ᵉ séance.* — Bob. 5 H. — Sp. 15. — 4/10 M.-A. — R. 9.

La suppuration est presque disparue.

27 avril. — Radiodermite peu douloureuse apparue 4 jours après la dernière séance (le malade n'a pas été gêné par cette réaction dans son travail).

5 mai. — *5ᵉ séance.* — Bob. 5 H. — Sp. 15. — 4/10 M.-A. — R. 9.

19 mai. — *6ᵉ séance.* — Bob. 5 H. — Sp. 14. — 5/10 M.-A. — R. 9.

Les papilles sont affaissées et il n'y a plus de suppuration.

25 mai. — *7 séance.* — Bop 5 H. — Sp 15. — 4/10 M.-A — R. 9.

Sur le point du bord cubital seulement qui est moins affaissé que l'autre.

1ᵉʳ juin. — *8ᵉ séance.* — Bob 5 H. — Sp. 15. — 4/10 M.-A. - R. 9.

15 juin. — *9ᵉ séance.* — Mach. stat. — Sp. 8. — R. 9.

La cicatrisation est complète ; on remarque seulement sur les deux points où la lésion avait son maximum d'intensité un peu de rugosité avec légère desquamation, sur une zone rougeâtre.

La lésion n'existe plus, mais pour achever ce traitement nous ferons encore deux ou trois séances à intervalles de quinze jours.

OBSERVATION XIX

*Tuberculose cutanée de l'extrémité inférieure de l'avant-bras
bord radial. — 4 séances. — Guérison probable.*

L'enfant B..., 8 ans et demi, est examiné le 19 mars 1908.

Il y a 3 ans, à 3 centimètres au-dessus de l'apophyse styloïde du
radius, apparaît un petit bouton rougeâtre qui ne guérit pas
et s'étend peu à peu.

Actuellement. — Au même niveau placard rouge violacé
légèrement surélevé, peu induré, avec manifestations papillaires
peu prononcées au milieu de pertuis qui suppurent un peu·
Les bords sont recouverts d'une croûte peu épaisse ; le centre
est déprimé et cicatrisé depuis un mois.

Ganglions sous-maxillaires, adénopathie cervicale des deux
côtés.

On remarque dans son entourage un frère de six ans 1/2,
guéri d'une méningite tuberculeuse (?); il ne parle pas et entend
très difficilement ; il est dénué de toute intelligence.

19 mars. — *1ʳᵉ séance.* — Bob. 5 H. — Sp. 13. —
5/10 M.-A. — R. 8-9.

2 avril. — *2ᵉ séance.* — Bob. 5 H. — Sp. 13. — 5/10 M.-A.
--- R. 8-9.

9 avril. — *3ᵉ séance.* — Bob. 5 H. — Sp. 15. — 4/10. M.-A.
— R. 9.

Il n'y a plus de suppuration.

22 avril. — La dernière séance a produit une réaction qui est
exulcérée, mais non douloureuse.

18 juin. — La lésion paraît complètement guérie ; la zone
traitée est encore rouge, mais bien lisse et très souple.

Nous faisons une séance de 10 minutes (4 H. environ) à la
bobine. — Sp 10. — 6-7/10 M.-A. — R. 6.

6

OBSERVATION XX

Bacillose cutanée verruqueuse du pied gauche. — 7 séances. —
En voie de guérison.

B..., 18 ans, entré à la Salle Bichat, lit n°, le 20 mars 1908.
Il y a 10 ans, après une piqûre par une épine, dans les
champs, à un centimètre au-dessous de la malléole interne du
pied gauche, apparaît une sorte de clou, dit le malade, qui,
s'étendant peu à peu, est le point de départ de la lésion actuelle.

Du même point jusqu'au milieu du dessus du pied, sur une
longueur de 8 centim. et sur une largeur de 5 environ, on
remarque une plaque rouge verruqueuse, fissurée en quadrillé,
et présentant quelques petites exulcérations suppurant un peu.

L'induration est très superficielle et peu marquée, il n'y a pas
de ganglion ni de lymphangite. Pas de signe de tuberculose
pulmonaire.

20 mars. — *1re séance.* — Bob. 5. **H.** — Sp. 14. — 5/10
M.-A. — R. 9.

26 mars. — *2e séance.* — Bob. 5 H. — Sp. 14. — 5/10.
M.-A. — R. 9.

2 avril. — *3e séance.* — Sur la moitié postérieure de la lésion
Bob. 5 H. — Sp. 15. — 4/10 M.-A. — R. 9. La moitié antérieure qui était moins épaisse dès le début présente une radiodermite exulcérée.

12 avril. — Les éléments verruqueux de cette zone sont
affaissés, et la cicatrisation en est presque complète.

24 avril. — *4e séance.* — Dans la moitié postérieure, au
milieu de zones de tissu cicatriciel, il existe deux points ulcérés,
et la moitié antérieure présente encore un aspect verruqueux.

Bob. 5 H. — Sp. 16. — 3/10 M.-A. — R. 9-10.

5 mai. — *5e séance.* — Cicatrisation presque complète sauf
sur de petits points rouges qui desquament facilement.

Bob. 5 H. — Sp. 14. — 5/10 M.-A. — R. 9.

19 mai — 6ᵉ séance. — Bob. 5 H. — Sp. 14. — 5/10 M.-A. — R. 9.

12 juin. — *7ᵉ séance.* — Le malade, ayant eu des douleurs dans le mollet et au niveau de l'insertion du tendon d'Achille, n'a pu se déplacer avant cette date. Dans la moitié antérieure, apparition de vésicules, la cicatrisation est permanente sur le reste de la lésion. Bob. Sp. — 5 H. 14. — 5/10 M.-A. — R. 9.

Nous continuons le traitement ; déjà il n'y a plus de suppuration, plus d'induration, la cicatrice est au niveau des tissus sains, il n'y a pas de nodules.

OBSERVATION XXI

Bacillose verruqueuse du cou. — 7 séances. — Guérison apparente.

T..., âgé de 7 ans, est porteur d'une bacillose verruqueuse au niveau de la partie médiane du bord antérieur du sterno-mastoïdien, et vient consulter le 1ᵉʳ avril 1908.

Cette lésion, qui a débuté par une « dartre » il y a 2 ans, est surélevée, d'aspect verruqueux avec quelques vésicules purulentes. Induration peu marquée sur la surface d'une pièce de 5 fr. environ.

On ne trouve pas de ganglion.

Pas d'antécédents héréditaires. On apprend seulement que le père est très pâle et peu fort, il ne tousse pas.

L'enfant est lymphatique, mais n'aurait jamais été malade.

1ᵉʳ avril 1908. — *1ʳᵉ séance.* — Mach. Stat. 5 H. — Sp. 7. — R. 8.

8 avril. — *2ᵉ séance.* — M. S. 5 H. — Sp. 7. — R. 8.

15 avril. — Erythème érosif avec suintement, pas de douleur ni de cuisson.

29 avril. — *3ᵉ séance.* — Bob. 5 H. — Sp 14. — 5/10 M.-A. — R. 9.

6 mai. — 4ᵉ séance. — Bob. 5 H. — Sp. 13. — 5-6/10 M.-A.
— R. 8-9

Les 3/4. supérieurs de la lésion sont cicatrisés ; le 1/4 inférieur reste verruqueux. Ce fait s'explique par la position du cylindre localisateur que nous ne pouvons appliquer bien à plat sur cette région ; c'est ainsi que ce cylindre ne portant que sur le bord supérieur, l'irradiation se faisait imparfaitement ;· les rayons frappaient plus obliquement ce 1/4 inférieur et à une distance supérieure à 15 centimètres (16 environ).

3 juin. — 5ᵉ séance. — M. S. 5 H. — Sp. 8. — R. 9.

10 juin. — 6ᵉ séance. — M. S. 5 H. — Sp. 8. — R. 9.

17 juin. — 7ᵉ séance. — M. S. 5 H. Sp. 8.— R. 9 Affaissement de cette zone presque complet. Cicatrisation parfaite de la partie supérieure.

OBSERVATION XXII

*Bacillose papillomateuse du dos de la main droite. — 4 séances
Amélioration*

L.. , âgée de 13 ans, se présente le 8 mai 1908 à la consultation de Saint-Louis.

Elle porte une bacillose papillomateuse qui s'étend sur tout le dos de la main droite, du bord cubital au bord externe du premier métacarpien, et de l'interligne de l'articulation des os de l'avant-bras avec le carpe, jusqu'aux espaces interdigitaux libres, recouvrant les têtes des phalanges.

Atrophie des muscles interosseux et lombricaux. Atrophie de l'éminence hypothénar.

Rétractation congénitale du petit doigt. Mouvement de flexion des phalanges sur les métacarpiens limitée.

Les papilles sont épaisses, arrondies et serrées fortement les unes contre les autres, d'une épaisseur de 4 ᵐ/ᵐ environ, suppuration pas trop abondante.

Desquamation de la zone environnante. Croûtes sur les bords.

Les antécédents sont nuls.

Elle a été élevée au biberon et est toujours malade depuis sa naissance. Elle présente des cicatrices d'abcès froids au niveau des deux épitrochlées gauche et droite (datant de quatre ans) et au niveau du ganglion sous-maxillaire gauche (date de huit ans).

Cette affection a débuté il y a neuf ans, au centre du dos de la main.

D'abord soignée par les pointes de feu et des applications de permanganate de potasse, puis soumise aux rayons solaires concentrés par une lentille, la lésion s'étend de plus en plus et prend en quelques mois la dimension actuelle.

Pas de ganglion axillaire.

8 mai 1908. — 1re séance. — Bob. 5 H — Sp. 14. — Mill. 4/10 — R. 9.

16 mai 1908. — 2e séance. — Bob. 5 H. — Sp. 13. — Mill. 5/10. — R. 9.

25 mai 1908. — 3e séance. — Bob. 5 H. — Sp. 14. — Mill. 4/10. — R. 9.

Le 30 mai. — Radiodermite se traduisant par une douleur sourde peu intense.

6 juin. — 4e séance. — Bob. 5 H. — Sp. 13. — Mill. 5/10. — R. 9.

La suppuration est presque disparue complètement, l'efface ment des papilles est très prononcé ; la plaie, non douloureuse, ressemble à une brûlure.

OBSERVATION XXIII

Bacillose papillomateuse du dos de la main gauche.
5 séances — Amélioration.

Le 11 mai 1908, la malade Q..., 53 ans, nous est envoyée de la salle Gibert, service du Dr de Beurmann, pour être soumise au traitement par les rayons X.

Il y a trois ans, cette malade a un petit abcès sur le dos de la main à peu près à la partie médiane; il s'ouvre, s'élargit un peu et se cicatrise un an après — il y a un an, nouvel abcès au niveau de la partie médiane du premier métacarpien.

Peu à peu extension sur tout le dos de la main recouvrant le bord cubital, les 5ᵉ, 4ᵃ, 3ᵉ et 2ᵉ métacarpiens remontant à 4 centimètres sur les os de l'avant-bras et à 3 centimètres environ au-dessous des articulations métacarpo-phalangiennes des 5ᵘ, 4ᵉ et 3ᶜ, s'arrêtant à 1 centimètre au-dessus de celle du 2ᵘ intéressant les espaces interdigitaux correspondants.

Au niveau du 1ᵉʳ métacarpien, plaque d'une surface d'une pièce de 5 fr , correspondant au deuxième abcès primitif.

Sur toute cette étendue, grosses papilles molles rosées, très épaisses surtout au niveau des articulations métacarpo-phalangiennes.

Pertuis et exulcérations déterminés, suppurant beaucoup. Fond violacé, pas de point cicatriciel.

De plus, on trouve au niveau de la tête radiale droite une gomme tuberculeuse ulcérée à bords décollés ; une autre plus étendue sur la face externe, 1/3 supérieur de l'avant-bras gauche, pas de ganglions.

Pas de renseignements précis sur les antécédents héréditaires.

On apprend seulement qu'à 14 ans, elle a eu des abcès dont on voit les cicatrices au niveau de l'apophyse styloïde du radius gauche (à partir de ce moment, dit la malade, les mouvements de flexion de la main furent très gênés) ; un autre au niveau de la face antérieure du bras partie médiane ; un autre, chéloïdienne, au niveau de l'articulation du coude face antérieure.

Son mari, mort il y a 6 ans, toussait tous les hivers.

11 mai. — 1ʳᵉ séance. —Sur le point du 1ᵉʳ métacarpien M. S. 5 H. — Sp. 8. — R. 9.

12 mai. — Dos de la main en 2 fois — id. —

19 mai. — 2ᵉ séance. — Main. M S. 5 H. — Sp 8. — R. 9.

26 mai. — 1ʳᵉ séance. — La suppuration est beaucoup diminuée. La cicatrisation commence en quelques points au niveau du poignet.

Point du 1ᵉʳ métacarpien. Bob. 5 II. — Sp. 13. — Mill. 5/10 R. 9.

5 juin. — 4ᵉ séance. — L'affaissement des papilles est complet au niveau du poignet (point où elles étaient le moins épaisses'> mais cette zone suinte légèrement sur le restant. M. S. 5 H. — Sp. 8. — R. 9

12 juin. — 5ᵉ séance. — M. S. — 5 H. — Sp. 8.

L'amélioration continue nettement.

Observation XXIV

Bacillose verruqueuse de l'index gauche. — 5 séances.
Amélioration.

M..., 32 ans, égoutier de la ville de Paris, se présente à la consultation du Dᵣ Danlos, salle Biett, le 22 mai 1908.

Il y a un an environ, ce malade se fait une écorchure dans un égout, au niveau de l'articulation de la 1ʳᵉ phalange avec la 2ᵉ de l'index gauche.

Il se forme une sorte de « verrue », dit-il, que l'on soigne par des applications de collodion salicylé ; malgré cela, elle s'étend sans provoquer aucune gêne, aucune douleur.

Actuellement. — Au même niveau, placard verruqueux surélevé sans beaucoup d'induration, de 2 centimètres de diamètre.

Croûte assez épaisse, fissures très rapprochées avec quelques pertuis d'où par pression assez forte on fait sourdre un peu de pus. Rougeur de la zone environnante, desquamation des bordures.

Pas de ganglions.

Pas d'antécédents.

22 mai 1908. — *1ʳᵉ séance.* — Bob. 5 H. — Sp. 14. —
5/10 M.-A. — R. 9.

29 mai. — *2ᵉ séance.* — Bob. 5 II. — Sp. 14. — 5/10 M.-A.
— R. 9.

5 juin. — *3ᵘ séance.* — Erythème léger non douloureux. —
Bob. 5 H. — Sp. 12. — 6/10 M.-A. — R. 8.

12 juin. — *4ᵉ séance.* — Bob. 5 H. — Sp. 15. — 4/10 M.-A.
— R. 9.

Il n'y a plus de suppuration, et la lésion est moins épaisse.

18 juin. — *5ᵉ séance.* — Bob. Sp. 14. — 5/10 M.-A. — R. 9.

L'induration est moindre, l'affaissement de la lésion plus
marquée, la croûte disparue.

CHAPITRE VI

Etude comparée des résultats avec les traitements actuels non radiothérapiques.

Les scarifications linéaires quadrillées, la galvano-cautérisation ou la thermo-cautérisation, le curettage et l'exérèse chirurgicale sont les méthodes actuellement le plus couramment employées; nous parlerons aussi des essais de traitement par la *photothérapie et par la radium-thérapie.*

Scarifications linéaires quadrillées. — Ce mode de traitement employé par Vidal contre les tuberculoses végétantes, en particulier dans le lupus exedens de la face, modifie très vivement ces formes et donne une cicatrice irréprochable, comme en font foi les différents moulages des cas traités par cet auteur, ou suivant sa méthode, exposés au musée de l'hôpital Saint-Louis.

Mais ce traitement demande une main experte pour être appliqué, ne donne de guérison complète qu'après de nombreuses séances très douloureuses, qui le fait redouter des malades.

Cautérisation ignée. — C'est la méthode de beaucoup préférée par les dermatologistes. Elle se fait soit au galvano-cautère, soit au thermo-cautère. Comme on le lit dans le *Traitement des dermatoses par Brocq* : « elle a l'avantage, d'après M. E. Besnier, de mettre à l'abri des auto-inoculations et des généralisations tuberculeuses chez les sujets opérés et de donner par conséquent, au médecin, beaucoup plus de sécurité et de hardiesse quand il a l'occasion d'intervenir chez des malades qui présentent un mauvais état général, chez ceux qui ont déjà des localisations ganglionnaires ou viscérales. »

C'est là un traitement fort long et, à moins de faire des pointes de feu très serrées et très profondes, il expose souvent aux récidives.

Entre les pointes de feu, ou, si elles ne sont pas sufsamment profondes, dans les tissus sous-jacents, il persiste des éléments morbides, foyers de récidives plus ou moins rapides.

C'est aussi un traitement très douloureux et dont l'emploi est limité par ce fait aux lésions de petite étendue.

Les résultats que l'on obtient sont cependant des meilleurs, et la guérison définitive avec cicatrices souples n'est pas rare.

Curettage.— Dans les lésions étendues confluentes, on préfère, à la cautérisation ignée, le curettage suivi de cautérisation par un caustique chimique.

La plus grande partie des tissus malades est détruite à la curette tranchante, puis on badigeonne fortement et plusieurs fois les surfaces ainsi cruentées avec des tampons d'ouate imbibés d'un caustique : celui que l'on doit employer de préférence est le chlorure de zinc en deliquium. (Danlos.)

Cette opération demande l'anesthésie générale ; elle provoque des douleurs très intenses pendant quelquefois 24 heures, et la cicatrisation se fait lentement.

Mais après une seule application, souvent on obtient de beaux résultats avec cicatrices assez souples et peu de bourrelets chéloïdiens.

Nous avons eu l'occasion de revoir des malades traités par M. le Dʳ Danlos, depuis quelques années (entre autres des guérisons datant de 9, 8 et 7 années), sans la moindre trace de récidive, et avec des cicatrices, dans de très bonnes conditions.

Des brides cicatricielles, des adhérences aux plans sous-jacents s'en suivent parfois, et limitent l'indication de cette méthode, comme nous l'avons dit, aux lésions très larges et confluentes, siégeant aux membres où une cicatrice quelque peu défectueuse ne présente aucun inconvénient.

Exérèse chirurgicale.— L'exérèse chirurgicale est une méthode surtout préconisée dans ces dernières années.

C'est en effet un bon traitement, donnant une guérison complète en un laps de temps minimum, avec une cicatrice certainement bonne, surtout quand on l'emploie pour les petites lésions.

Cependant l'intervention chirurgicale doit être « largement faite, dépassant les limites du mal en surface et en disséquant profondément les lésions » pour donner une guérison complète. (Dʳ Moutot, Thèse de Lyon 1907, *la Tuberculose verruqueuse de la peau et des muqueuses dermo-papillaires.*)

Les récidives, malgré toutes les précautions lors de l'intervention, ne sont pas aussi rares qu'on veut bien le prétendre, surtout dans les lésions étendues.

Enfin, « l'exérèse chirurgicale ne peut être employée que pour les lupus de petite dimension, et elle est subordonnée à l'examen minutieux de l'état visciral des patients, en particulier de leur état pulmonaire. Bien que la tuberculose pulmonaire ne soit pas une contre-indication absolue, elle est le plus souvent une raison d'abstention. L'exérèse, quand il s'agit d'un tuberculeux viscéral, ne saurait être recommandée que pour le lupus qu'il est facile d'extirper et chez les malades dont la résistance et l'état général semblent satisfaisants. » (LENGLET, in *Pratique dermatologique de Besnier, Brocq et Jacquet*, t. III.)

Photothérapie. — La grande vascularisation des tuberculoses à grosses papilles, les plaques verruqueuses épaisses des tuberculoses cutanées sont une contre-indication de la méthode de Finzen, en même temps que la douleur provoquée par la compression réclamée par ce traitement.

Aussi les essais de photothérapie ont-ils été faits après modification de la lésion par l'une ou l'autre des méthodes que nous venons de décrire (Jungmann) et représentant l'équivalent de ce que nous allons appeler plus loin méthodes combinées.

Cette méthode expose donc aux mêmes inconvénients, et de plus les succès publiés n'ont été obtenus que sur les lésions assez superficielles.

Radiumthérapie. — En 1902, M. le Dr Hallopeau présente à la Société de Dermatologie (3 juillet) un malade atteint de lupus scléro-verruqueux rebelle, traité par des applications de radium faites par M. le Dr Danlos et donne en ces termes le résultat obtenu : « Ce qui frappe surtout, c'est l'amélioration très considérable et réellement surprenante que présente ce lupus ; les saillies verruqueuses ont partout disparu, il n'en reste pour ainsi dire pas de traces ; elles ont été remplacées presque partout par une cicatrice lisse, de bon aspect. »

Mais on sait que les applications ne sont pas toujours faciles à faire et ne peuvent être pratiquement conseillées.

Dès 1905, M. Danlos, dont l'autorité en radiumthérapie fait foi, disait dans le *Bulletin de la Société médicale des hôpitaux de Paris* (*10 février*) : « Le radium n'a montré de valeur thérapeutique réelle que dans trois affections, le lupus tuberculeux, l'épithélioma perlé, le nœvus vasculaire et seulement dans les formes limitées de ces maladies. »

Et tout récemmment MM. Wickham et Degrais écrivaient à propos du lupus verruqueux : « Dans cette forme, comme pour les précédentes (lupus vulgaire ulcéré ou non ulcéré, lupus érythémateux fixe), il faut détruire profondément et largement.

Nous avons trouvé là une résistance inattendue. Il nous a fallu, en plusieurs cas, répéter, après première cicatrisation, une seconde série d'applications. » (*Presse médicale*, 22 février 1908.

La radiothéraphie, au contraire, appliquée suivant la méthode que nous venons d'exposer, présente par ses résultats des avantages très appréciables sur toutes ces méthodes de traitements.

RÉSULTATS DE LA RADIOTHÉRAPIE. — La *suppuration* cesse dès les premières séances, quelquefois après la première, quand elle n'est pas trop abondante, le plus souvent après la troisième séance.

La douleur est toujours atténuée : c'est un fait connu que les rayons X ont un pouvoir analgésiant parfois très puissant ; nous n'insisterons pas.

L'*induration* s'améliore toujours et presque aussi vivement que la suppuration. Nous avons remarqué que dans certains cas, en particulier dans les tuberculoses verruqueuses papulo-crustacées, c'est le seul bénéfice que l'on tire de la radiothérapie au début du traitement, l'aspect de la lésion restant absolument le même que celui du premier jour.

Dans les *formes papillomateuses* avec petites exulcérations, en même temps que celles-ci se cicatrisent avec la disparition de la suppuration, les papilles diminuent de hauteur, sont moins épaisses, et finissent par se flétrir, laissant une trace rosée d'abord, qui devient brune sous l'influence des séances, pour disparaître complètement.

Ces formes sont celles qui cèdent le plus facilement et qui ne réclament qu'un petit nombre de séances.

Les types *verruqueux crustacés*, avec placard grisâtre épais sans suppuration, mais avec induration marquée et profonde, résistent beaucoup plus longtemps à la rœntgenthérapie, et réclament des séances répétées et nombreuses. Les couches cornées qui recouvrent les manifestations papillaires se laissent plus difficilement traverser par les rayons X ; aussi dans ces lésions en particulier faut-il faire agir des rayons d'un pouvoir très pénétrant et les améliorations seraient certainement obtenues plus vivement s'il était possible d'appliquer une séance avec des rayons de 10 ou de 11 degrés radiochromométriques.

On peut cependant obvier à cet inconvénient en ramollissant avant les séances d'irradiation par des pansements émollients ce placard verruqueux, et en détergeant le plus possible la surface ainsi modifiée : chaque fois que rien ne s'y oppose, nous préparons ainsi la lésion. (On obtient difficilement ces soins de la part des malades qui, obligés de travailler, négligent ces pansements.)

Dans les tuberculoses avec point cicatriciel, la cicatrisation commence toujours à apparaître dans la zone la plus proche de cette cicatrisation spontanée, pour se continuer suivant le mode centrifuge de cette dernière.

La cicatrice dans tous les cas est remarquable par sa souplesse, et malgré l'atrophie de la peau, consécutive aux irradiations, il n'existe aucune démarcation entre la peau saine non irradiée ; cette atrophie est indiquée par la transparence de la zone traitée, la finesse de la peau est telle que l'on aperçoit très facilement les veinules sous-jacentes, c'est la seule différence perceptible avec la zone environnante : *la cicatrice au point de vue esthétique ne laisse donc rien à désirer.*

Même dans les cas où les exulcérations sont creuses, la cicatrice est plane, la réparation en ces points s'opérant comme dans toute autre lésion creuse traitée par les rayons X (cancroïdes creux par exemple) par une sorte de rénovation des tissus.

Cette cicatrisation est obtenue dans tous les types de tuberculose cutanée végétante ou papillomateuse entrant dans la définition que nous donnons au début de ce travail, et tout en faisant des réserves sur les récidives tardives que nous ne pouvons contrôler, nous considérons la radiothérapie comme la méthode curative de choix pour toute cette affection.

C'est un traitement indolore, ne donnant lieu à aucune propagation lymphatique ou viscérale. Au contraire, on voit la *régression des ganglions se faire en même temps que celle de la lésion.*

L'état général du malade permet de faire son applica tion aussi mauvais qu'il soit.

INDICATIONS. CONTRE-INDICATION. — Dans ces conditions, on peut appliquer le traitement par les rayons X à tous les cas : sa durée quelquefois en est la seule contre-indication.

Cet inconvénient doit lui faire préférer l'exérèse chirurgicale quand les lésions sont de peu d'étendue, peu profondes et facilement opérables.

Les pertes de substances dans ce cas ne devront pas être suffisantes pour exiger des greffes consécutives ; la réparation devra se faire en général par cicatrisation spontanée, les brides cicatricielles que l'on doit toujours prévoir ne pourront, si elles apparaissent, ne présenter aucun inconvénient tant au point de vue de la gêne des mouvements qu'au point de vue esthétique.

Les lésions siégeant sur une grande étendue, aux membres en particulier, devront être traitées par le curettage suivi de cautérisation par les caustiques quand elles sont confluentes ; c'est le meilleur mode de traitement ; il est très rapide, et bien appliqué ne donne lieu à aucune récidive.

MÉTHODES COMBINÉES. — Quand on s'adresse à l'une ou l'autre de ces deux méthodes, on doit appliquer une séance ou deux, à quinze jours d'intervalle, après l'exérèse ou après la chute de l'escharre produite par les caustiques. Tout en facilitant la cicatrisation, l'action des rayons X évite la formation des brides cicatricielles ou des chéloïdes. C'est là une méthode combinée employée depuis longtemps par M. le D.ᵣ Danlos et qui donne de meilleurs résultats que ces traitements employés seuls.

Dans les bacilloses à papilles très épaisses, sur les végétations du lupus végétant en particulier avant l'irradiation, nous scarifions la lésion; cette méthode, qui nous donne aussi de beaux résultats dans le traitement du lupus à nodules, a l'avantage de diminuer le nombre de séances, les papilles ou les verrucosités ainsi irradiées après scarifications s'affaissant beaucoup plus vite.

Comme pour la première méthode combinée, nous employons la même qualité de rayons que nous venons de conseiller, mais nous faisons durer l'irradiation moins longtemps, c'est-à-dire environ les 4/5 du temps nécessaire pour obtenir la teinte B du radiomètre Sabouraud et Noiré (celle-ci correspondant à 5 H, nous disons que nous faisons absorber aux tissus une quantité de rayons équivalente à 4 H); ces méthodes ont l'avantage de diminuer la durée du traitement.

Cependant nous ferons remarquer que par leur emploi on s'expose aux inconvénients qui leur sont reprochés et dont nous venons de dire quelques mots, en faisant l'étude comparée du traitement radiothérapique avec les traitements actuellement les plus en faveur.

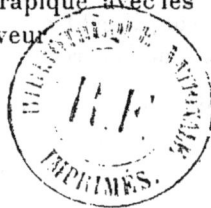

CONCLUSIONS

1º La radiothérapie est, parmi les méthodes de traitement de la tuberculose cutanée végétante à formes papillaire ou verruqueuse, une des plus actives.

2º La radiothérapie est soumise dans ses applications à des lois physiques et son action thérapeutique dépend essentiellement d'un dosage des rayons X.

3º Ce dosage doit toujours être basé sur la qualité et la quantité des rayons absorbés par une surface donnée exposée à une distance donnée de l'anticathode.

4º Tenant compte de ces considérations, la technique d'irradiation qui nous a donné les meilleurs résultats est la suivante :

a) Emploi de rayons pénétrants marquant en moyenne 9 degrés au radiochromomètre de Benoist.

b) Exposition de la lésion aux rayons X jusqu'à l'obtention de la teinte B du radiomètre de Sabouraud et Noiré (correspondant à 5 H).

c) La distance de l'ampoule à la lésion est de 15 centimètres, par suite, suivant les calculs de M. le docteur Danlos, la surface irradiée est d'un diamètre maximum de 6 centimètres.

d) Les séances d'irradiation sont répétées toutes les semaines, jusqu'à obtention (dans la majorité des cas après la 3ᵉ ou 4ᵉ séance) d'une radiodermite légère, curative, se cicatrisant au bout de 15 jours environ.

e) Le nombre de séances est donc proportionnel non seulement à l'étendue des lésions, mais encore à la facilité de réaction, facteur individuel très variable d'un sujet à l'autre, et suivant la nature et la localisation de la lésion.

5° Les résultats ainsi obtenus font de la radiothérapie le traitement de choix de la tuberculose cutanée végétante à formes papillaire ou verruqueuse.

Ce traitement :

a) est indolore ;

b) met complètement à l'abri de toute propagation lymphatique ou viscérale ;

c) peut être appliqué même quand l'état général est mauvais ;

d) donne une cicatrice très souple, sans brides rétractiles, sans adhérence, en tout semblable à celle que l'on remarque sur les lésions guéries par régression spontanée ; donne donc un résultat des plus esthétiques.

BIBLIOGRAPHIE

Augé. — Lupus tuberculeux et radiothérapie. (*Bulletin de l'Association française pour l'avancement des sciences*, nov. 1904.)

Béclère. — Du dosage en radiothérapie et son tracé graphique. (*Soc. fr. de dermatol. et syphil.*, 11 avril 1904.)

Belot. — *Traité de radiothérapie*, 1904.

Bertrand. — Tuberculose de la lèvre inférieure guérie par la radiothérapie. (*Soc. méd. de Lyon et Lyon médical*, 21 janvier 1907.)

Brocq. — Traitement des dermatoses.

Brousse. — Traitement du lupus tuberculeux. (*Montpellier médical*, 24 juillet 1904.)

Burns. — A case of lupus vulgaris. (*Boston dermatological Society*, fév. 1905.)

Danlos. — *Bulletin de la Société médicale des hôpitaux de Paris*, 10 fév. 1905.)

— Traitement local du lupus tuberculeux. (*Revue de thérapeutique médico-chirurgicale*, 15 août 1907.)

Degrais. — V. Wickam.

Dockson. — Treatment of lupus vulgaris by phototherapie, radiotherapy and otherwise. (*Canadian Journal of medecine and surgery*, janv. 1905.)

Du Bois. — Lupus du nez traité et guéri par les rayons X. (*Revue médicale de la Suisse romande*, 20 nov. 1905.)

Duhot. — Lupus traité par les rayons X. (*Société belge de dermatol. et de syphil.*, 10 mars 1905.)

Eitner. — Rœntgen Behandlungs resultate bein lupus vulgaris. (*Wiener medizinische Wochenschrift*, n°ˢ 20 bis et 21 1906.)

Foe. — Lupus of the nose treated by the X ray. (*N. Y.-D. S.*, mars 1903.)

Forchlammer. — Traitement du lupus vulgaire. (*Congrès international de la tuberculose*, Paris, oct. 1905.)

Fox. — A case of lupus of the nose Sunder the X ray treatment. (*N.-Y. D. S.* déc. 1902, *J. of. C. D.* avr. 1903.)

François. — Le traitement du lupus par les nouvelles méthodes. (*Ann. de la Soc. de méd. d'Anvers*, juillet-août-sept. 1905.)

Freund. — Rœntgentherapie des Lupus. (*Wiener derm. gesell.*, mai 1905.)

Gastou. — Du traitement radiothérapique des cancers cutanés. (*Soc. franç. de dermatol. et syphil.*, 15 mars 1906.)

Gastou et Gimeno. — Tuberc. papillom. du doigt chez un cordon-nier bronchitique. (*Soc. franç. de dermat.*, fév. 1905.)

Gastou, Vieira et Nicolau. — Suite aux essais de radiothérapie dans les affections pilaires et la tuberculose cutanée. (*Soc. franç. de dermat.*, nov. 1902.)

Grouven. — Zwei mit Rœntgenstrahlen behandelte Lupus kranke. (*Deuts. méd. wochenschrift*, 1900, n° 48.)

Hallopeau. — Tubercul. cutanée très étendue (lupus éléphantia-sique), traitement partiel par le radium. (*Société franc. de dermatol.*, juin 1902.)

Hahn und Albers. - Die therapie des lupus der Hautkrankleiten mittelst Rœntgenstrahlen. (*München med. Wochensch*, 1900, n°* 9, 10-11.)

Halberstœdter. — Hypertroph. gesichtslupus mit Rœntgenstra-hlen behandelt. (*Breslauer dermatologische Vereinigung*, 1903-1905.)

Hall Edwards. — Deux cas de lupus tuberculeux traités par les rayons X. (*Edinburg medic. journal*, fév 1900.)

Heidingsfeld. —The X rays in Lupus vulgaris (*Cincinnati Same clinic.*, décembre 1902.)

Hett. — The use of the X rays in cancer, lupus and hodykins disease. (*Dominion med. monthly*, sept. 1902.)

Himmel. — Die gunstige Wirkung des Rœntgenstrahlen auf den lupus und deren Nebenwirkung auf die Hant und ihre An-trangsgebilde. (*Arch. für derm. U. S. T.* 50, 99.)

Holland. — X rays in lupus. (*Liverpool med. institution*, déc. 1900.)

Hunter. — The rœntgen treatment of Lupus vulgaris. (*N.-Y. medical journal*, janv. 1906.)

Jeanselme et Chatin. — Traitement du lupus par les nouvelles méthodes. (*Congrès internat. de la tuberc.*, Paris, oct. 1905.)

Jungmann. — Les progrès dans la thérapeutique du lupus vul-gaire. (*Revue pratique des maladies cutanées, syphilitiques et vénériennes*, mai 1907.)

Kinnaird. — X rays in the treatment of cases of lupus and epithe-lioma. (*Louisville monthly, journal of med. a surg*, mars 1902.

Lapinski. — Traitement du lupus par les rayons Rœntgen. (*Gazelle Lekarska*, 99, n° 17.)

Lenglet. — Lupus *in Pratique dermatologique* de Besnier, Brocq et Jacquet, t. III.

Leredde et Pautrier. — Le traitement de la tuberculose depuis Finzen. Soc. franç. de dermat., avril 1902.)

Leredde. — A propos du traitement du lupus. (*Soc. franç. de dermaᵗ.*, avril 1905.)

Lintser. — Die Rœntgenbehandlung des lupus. (*Versament.ing deuts. Naturforscher ü. Aerzte in Stuttgart*, septembre 1906.)

Mewborn. — A cas of lupus vulgaris of the nose lip and palate to show the result. of X ray. treatment. (*N.-Y. D. S.*, octobre 1905.)

Morriss and Dore. — The X ray in the treatment of the lupus and rodent ulcer. (*Bristish. med journ.*, juin 1903.)

Moutot. La tuberculose verruqueuse de la peau et des muqueuses dermo-papillaires. (*Thèse de Lyon*, 1907.)

Pautrier. — Sur le traitement du lupus tuberculeux à forme ulcéreuse et végétante. (*Bullet. génér. de théra.*, nov. 1903.)

Pfahler. — X — ray therapy with report of cases of epith. tuberculosis, of the skin. (*Philad. Medic. journal*, déc. 1902.)

Richer. — Du traitement du lupus par la radiothérapie. (*Thèse Lille*, 1906.)

Rockwell. — The X ray and the Finzen light in the treatment of lupus. (*Med. record*, avril 1903.)

Schiff. — Zwei mit Rœntgenstrahlen behandlte lupusfælle. (*Wiener dermat. gesellschaft*, déc. 1901.)

Schiff u. Freunc. — Lupus traités par les rayons X. (*Kongress der deutschen dermat. gesellschaft*, déc. 1901.)

Spencer. — Lupus recommy epithelioma after repeated surgical and prolonged X ray treatment. (*Clinical Society of London*, oct. 1905.)

Stenbeck. — Om behandlung of lupus med. Rœntgen straalar. (*Hygiea*, mai 1899.)

Swaler. — Two cases of lupus vulgaris successfally treated with urea pura and the X rays. (*Samel*, mars 1902.)

Thurnwalds. — Vorstellung eines mit Rœntgenrahlen behandelte Falles von ausgebreiteten lupus in gesicht. (*Gesel. der Aerzt*, Vienne, nov. 1899.)

Ullmann. — Günstiger Einfluss der Rœntgenstrahlen auf die Tuberculosen plaques. (*Wiener derm. gesell.*, mai 1903.)

Wickam et Degrais. — Action thérapeutique du radium dans la tuberculose cutanée. (*Presse médic.*, févr. 1908.)

Wild. — Light and X rays in lupus and malignent disease (*Manchester medic. soc*, avril 1903.)

Wynn. — Three cases of skin tuberculosis presentny unusual features healed by. X rays therapy. (*Amer journ. of dermat.*, mars 1906.)

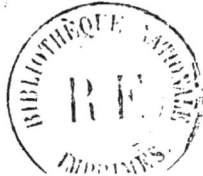

TABLE DES MATIÈRES

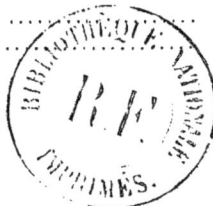

Imprimerie Centrale, 4, rue Gambetta, Soissons.

www.ingramcontent.com/pod-product-compliance
Lightning Source LLC
Chambersburg PA
CBHW071514200326
41519CB00019B/5936